祛病有方

程乐卿⊙主编

青岛出版社
QINGDAO PUBLISHING HOUSE

图书在版编目(CIP)数据

祛病有方 / 程乐卿主编. — 青岛 : 青岛出版社, 2019.5
ISBN 978-7-5552-8283-9

Ⅰ. ①祛… Ⅱ. ①程… Ⅲ. ①土方 - 汇编 Ⅳ. ①R289.2

中国版本图书馆CIP数据核字(2019)第084024号

书　　名	**祛病有方**
主　　编	程乐卿
出版发行	青岛出版社
社　　址	青岛市海尔路182号(266061)
本社网址	http://www.qdpub.com
邮购电话	0532-68068026
责任编辑	江伟霞　E-mail: wxjiang1206@163.com
封面设计	刘　晶
照　　排	青岛双星华信印刷有限公司
印　　刷	青岛国彩印刷有限公司
出版日期	2019年5月第1版　2019年5月第1次印刷
开　　本	32开(787 mm × 1092 mm)
印　　张	9.5
字　　数	150千
印　　数	1-6000
书　　号	ISBN 978-7-5552-8283-9
定　　价	32.00元

编校印装质量、盗版监督服务电话　4006532017　0532-68068638
建议陈列类别：偏方 · 养生

序

先生智远自幼习医，矢志笃学，尤爱中医，热衷药理，年逾九十，乐此不疲；每发现治病良方、养生之道、健康诀窍便如获至宝，悉心摘录，以传后世。

先生为人宽厚包容，坦荡如砥，虽一生坎坷，艰苦备尝，然能随遇而安，坦然处之，从不怨天尤人，实乃长寿之道也。

所选偏方验方，药材可寻，疗法简单，省时省钱，使用得当，便可消除烦恼，祛病健身。所选健康居家小常识、养生之道，资料翔实，简单实用，实为家庭所必需。

现将此书公之于世，福泽世人，传之后世，以慰先生，幸甚至哉，是以为序。

程乐卿

于建飞书斋

目 录

第二章 呼吸系统

第四章 神经系统

第五章　心脑血管

第六章 骨骼与四肢

第七章　泌尿生殖

第八章　皮　肤

第九章 五 官

第十章　妇　幼

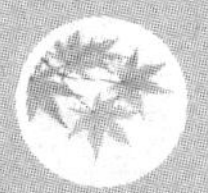

第一章 消化系统

生姜橘皮水温胃止吐

夏天人们常吃些冷饮和凉性水果，造成寒凉侵胃，容易因胃部不适出现呕吐等症状，此时，可用生姜橘皮水缓解症状。橘皮中含有大量的维生素C和香精油，有理气化痰、健胃除湿、止吐、降压等功效。

生姜有散寒发汗、温胃止吐、杀菌镇痛、抗炎的作用，临床上常用于治疗外感风寒及胃寒呕逆等证，古人称之为“呕家圣药”。

做法：取生姜、橘皮各12克，水煎，每日2～3次分服。

3款暖胃养生茶饮

生姜红茶。生姜10克，枸杞5克，洗净后放入锅中，加水煎煮，去渣取汁；用其冲泡红茶3克，晾温后加入适量蜂蜜即可饮用。主治脾胃虚寒、胃脘胀痛、心腹冷痛、食欲不振、呕吐、反胃等症。

姜桂桑寄茶。鲜姜2克，去皮切片；桑寄生5克、桂枝1克，洗净打碎，装入纱布袋中；将药袋放入茶杯，冲入适量沸水，加盖浸泡 10 分钟后放入姜片，2 ~ 3 分钟后即可饮用。每天早、晚饭后温饮，可补肝肾，强筋骨，通络祛风湿，解表发汗，温中和胃，用于治疗四肢关节痛、胃脘冷痛或外感风寒、身冷无汗等症。

核桃葱姜茶。葱白 25 克，生姜 25 克，核桃仁 10 克，红茶 15 克，一同放入锅中，加水煎煮，去渣取汁，代茶饮。

两款食疗方缓解胃胀

胃胀气多由消化不良、胃肠功能失调所致，主要表现为胃部饱胀感、压迫感或伴有恶心呕吐、烧心反酸、打嗝嗳气等症状。出现胃胀气后应注意饮食调理，少吃甜品，多吃清淡的食物，还可选择一些有行气作用的药食同源之物，如萝卜、陈皮、玫瑰花、山楂、生姜等做成的药膳。

蜜饯橘皮。取新鲜橘皮 500 克、蜂蜜 200 克，将橘子皮洗净，沥干水，切成细条状，浸泡于蜂蜜中腌制 1 周，当蜜饯嚼着吃，每日 2 ~ 3 次，每次 10 克。

姜汁蜂蜜饮。取鲜生姜 20 克、蜂蜜 30 克，将生姜洗净、切片，加适量温开水，在容器中捣烂取汁，兑入蜂蜜，调匀，上、下午各服1次。生姜能促进胃液分泌，增加胃肠蠕动，有温胃止吐、醒脾开胃的功效；蜂蜜有滋补及健脾和胃之功，可缓和姜汁辛温之性。对常表现为胃部胀闷疼痛、喜暖畏冷者的脾胃虚寒型消化不良尤为适宜。

白及三七调藕粉缓解胃溃疡

白及、三七粉各3克，加入适量藕粉调服，可缓解胃溃疡症状，加速溃疡面愈合。

白及具有收敛止血、消肿生肌之功。它黏性高，可附着于溃疡面，有效阻止胃酸、胃蛋白酶等对溃疡的进一步侵袭，有利于溃疡的愈合及修复。同时，白及可抑制幽门螺杆菌感染。

三七粉止血消肿，祛瘀生新，由于其止血而不留瘀，对出血兼有瘀滞的人更为适宜，可改善溃疡组织的微循环，抑制溃疡面的少量渗血，促进水肿和坏死组织的吸收愈合。藕粉具有补益气血、止血散瘀的作用，与白及、三七粉合用对于胃溃疡的治疗有一定作用。

两款食疗方治胃病

天气渐凉，人体易受冷空气侵袭，胃也格外容易受凉。以下几款药膳能有效防治胃病：

双姜粳米粥。干姜 8 克，高良姜 8 克，粳米 50 克。先将干姜与高良姜切成片，一起放入锅中，加少量的清水煎煮后取汁待用；然后将姜汁与粳米一起入锅加清水煮粥，米熟即成，早晚各吃 1 次。此方具有祛寒止痛的功效，主治脘腹冷痛腹泻，适宜脾胃虚寒、泛酸吐水的患者食用。

苏叶生姜汤。新鲜紫苏叶 10 克，生姜 3 片，大枣 10 枚。先将大枣洗净去核，新鲜紫苏叶切成丝；然后把紫苏叶丝与姜片、大枣一起放入砂锅中加适量的清水用大火煮至水开后，再改用文火炖 30 分钟即成。食用时吃枣喝汤，每日 1 剂。此方具有暖胃散寒、消食行气的功效，主治胃寒厌食呕吐，适宜胃寒厌食的患者食用。

刮痧治疗急性胃肠炎

通过刮痧刺激相应的经络及穴位，可以调理胃肠功能，从而缓解不适。

方法：取一个5分硬币、瓷勺或碗，在上面涂上茶油或香油（或温水代替），然后令患者取坐位，用5分硬币、瓷勺或碗的边缘部位，分别在患者的颈部、肩胛部、背部3处自上而下且自内向外反复刮，直至皮肤出现红紫条块为止。接着，令患者取仰卧位，参照中医针灸穴位图，在患者身上找到下脘、石门、天枢及天突穴，继而将手指用清水湿润，五指弯曲，用食指与中指的第二指节对准穴位，将皮肤挟起，然后松开，这样一起一落，反复进行，每个穴位处挟撮5～10次，直至被挟处成为橄榄状至紫红色充血斑为度。

5个防护措施可抑制胃酸过多

饮食要规律。每餐要定时定量，少食多餐，中老年人可每天进食4～5餐，还要避免睡前进食，饭后更要适量走动。

加碱减酸。日常生活中，可多食含碱食物，如小苏打片或苏打饼干等，能有效中和胃酸。但是要注意，服用小苏打中和胃酸时会产生二氧化碳，可引起嗳气、腹胀等症状，因此，不要长期食用这类食物。偏碱性的食物有菠菜、油菜、苹果、胡萝卜等。

胃喜温恶寒。饮用适量的温开水可稀释胃酸，也能起到暂时缓解胃酸过多引起的不适。严重的胃酸过多者可用生姜和普洱茶一起煮，然后喝汤，而平时烹饪时加入少量的生姜也可暖胃。

加蛋白护胃。足量的蛋白质能保护胃黏膜。豆腐、鱼肉、牛奶等能提供丰富的蛋白质，又不会促进胃酸分泌。

不要空腹吃肉喝汤。胃酸多的人不适合大量喝肉汤、鱼汤，因为它们都有促进胃酸分泌的作用。建议胃酸多的人用餐时先吃些少油的蔬菜，再吃鱼、肉类食物，不要一上来就空腹吃很多大鱼大肉，也不要先喝肉汤、鱼汤，晚点喝更好，而且要少量，以免引起肠胃不适。

脾胃虚弱用薏仁山药粥

验方：取薏仁 50 克、山药 50 克，蜂蜜适量。将药材洗净后，置锅内，按常法煮粥，用蜂蜜适量调食，每日 1 次。

中医概念中的脾胃虚弱指脾胃运化功能不足，消化功能下降，可引起慢性胃炎、便秘不畅、小儿疳积等病症。方中，薏仁能够健脾益胃，促进食欲，帮助消化，可治疗脾虚泄泻，在健脾的方剂内常被采用。李时珍在《本草纲目》中也记载，薏仁能“健脾益胃，补肺清热，祛风胜湿”。山药味甘、性平，入肺、脾、肾经，不燥不腻，具有益气养阴、健脾补肺、益胃补肾等功效，主治脾胃虚弱、倦怠无力、食欲不振等病症，是一味平补脾胃的药食两用之品，一般人都适合食用。现代药理研究表明，山药含有的淀粉酶、多酚氧化酶等物质，有利于脾胃的消化吸收。两味食材同时服用，能健脾益气，和胃润肠。

按内关穴缓解胃痛

中医认为，寒邪客于胃中，寒凝不散、阻滞气机是导致胃气不和引发疼痛的主要原因，可以通过按压两手的内关穴来缓解疼痛。

将右手三指并拢，无名指放在左手腕横纹上，右手食指和左手手腕交叉点的中点，就是内关穴。用左手拇指尖按压在右内关穴上，左手食指压在外关上，按捏

10 ~ 15 分钟即可，按压时力度以感觉到酸麻胀感一直向腕窝传导为佳。左右手可轮换按压。

生气后胃痛就用四逆散

四逆散出自《伤寒论》，临床常用于治疗肝胃气滞之厥逆证。

柴胡、枳实、香附、厚朴各 10 克，延胡索、白芍各 15 克，蒲公英、全瓜蒌各 20 克，炙甘草 6 克，生姜 3 片。

诸药先浸泡 40 分钟，大火煮开，再用小火煎煮 15 分钟，取汁；加水再煎 15 分钟取汁，两次取汁共约 400 毫升，分两次温服。患者要调畅情志，忌食生辣油腻之品。服用 4 剂后，患者症状明显好转。继上方（去瓜蒌）4 剂，诸症皆除。

胃炎，常表现为上腹部饱胀、疼痛，伴恶心、嗳气、食欲不振等症状，发病因素很多，药物、应激、感染等为常见原因，临床中因情志不畅引起者亦不少见。四逆散有疏肝、解郁、和胃之功，方中柴胡疏肝解郁；白芍养肝柔肝，与柴胡合用，调达肝气；枳实理气解郁，破气除痞。诸药合用，正中病机。

橘皮理气消胀

如果感觉腹胀难受，可以用鲜橘子皮泡开水，加适量白糖，为橘皮茶，饮后可理气消胀，生津润喉。橘皮还可以治消化不良。将 50 克橘皮浸泡在白酒里。这种酒有温补脾胃的功效，用于消化不良、反胃呕吐等症。

健胃消食啤酒花

啤酒花又名蛇麻花、忽布，新疆维吾尔族称其为啤瓦古丽，为桑科植物啤酒花的雌花序。其花在酿造啤酒时加入，不仅具有特殊的香味，而且有防腐作用，故得此名。

啤酒花为多年生草质藤本植物，每年夏、秋季开花，采收后阴干即可入药，性微凉，味苦，具有健胃消食、利尿安神的功效，可用于消化不良、腹胀、水肿、失眠、膀胱炎、肺结核等症的治疗。治疗消化不良，可取啤酒花、合欢花各 6 克，绿茶 3 克，用沸水冲泡代茶频饮；治疗气滞、食滞引起的腹胀，可取啤酒花 10 克，开水冲泡代茶饮。

两款消滞食疗方

萝卜山楂陈皮牛肉汤。白萝卜、牛肉各200克，陈皮5克，洗净后放入瓦煲，加适量水煮熟后放少许盐调味食之。开胃消滞，理气和中。白萝卜消滞，含锌、锰及多种维生素，可消食，止呕吐，治便秘、肺病、胃炎等。山楂开胃，降血压，消积食。陈皮行气化痰。牛肉富含高蛋白、低脂肪，含铁、锌、镁等，补脾胃，益气血，尤其适合贫血女性及高血压患者，但感冒咽痛，有皮肤病，胃、肠、阑尾炎术后者忌食牛肉，可改用瘦肉。

花旗参淮山陈皮炖乌鸡汤。西洋参、陈皮各5克，淮山20克，乌鸡200克，材料洗净一起炖熟，放少许盐调味温食。补气血，养颜养血，健脾，补而不滞。西洋参补气，甘凉，生津。淮山健脾，尤其适合身体虚弱的女士。乌鸡补五脏，不仅含优质蛋白，且脂肪少，并含有减低胆固醇DHE和EPA值等不饱和脂肪酸。

7种食物防治消化不良

夏秋季脾胃最容易受影响，食滞、消化不良等现象屡见不鲜，这时吃些除积健脾、增进消化的食物最有帮助。

韭菜。韭菜富含胡萝卜素、蛋白质、硫化物和膳食粗纤维。吃韭菜可以起到消食导滞、除积健脾、促进食欲的作用。推荐吃法：韭菜炒肉丝。做法：猪肉切丝，韭菜洗净，切成小段；先把猪肉丝下锅过一下油，把韭菜煮成七成熟，将姜末、蒜蓉用油爆炒，再下韭菜、肉丝炒熟，适当加盐即可。

香菜。香菜香味独特，具有刺激食欲、增进消化等功能。中医认为，香菜有温中健胃的作用，适当吃点香菜可以缓解胃部疼痛、消化不良等症状。

酸奶。酸奶含有丰富的乳酸，能将奶中的乳糖分解为乳酸。

苹果。苹果中的纤维素可刺激肠蠕动，加速排便，故又有通便作用。

西红柿。西红柿中含有一种特殊成分——番茄素，有助于消化、利尿，能协助胃液消化脂肪。

山楂。山楂是消肉食积滞的上品，含山楂酸等多种有机酸，并含解脂酶，入胃后，能增强酶的作用，促进肉食消化，有助于胆固醇转化。

白菜。白菜含有大量的粗纤维，可促进胃肠道蠕动，帮助消化，防止大便干结。

醋泡姜促进消化

夏季很多人吃饭没有胃口或者消化不良，其实每天吃片醋泡姜，可使上述症状得到缓解。生姜具有独特的辛辣味，可以刺激味蕾，健脾开胃，而醋有开胃活血的作用，两者搭配适合脾胃虚寒和消化不良的人食用。

做法：将鲜姜切片，用米醋浸泡，加少量糖和盐，3 天后便可食用。

十字花科蔬菜可预防肠癌

最新发现，卷心菜、西兰花等十字花科蔬菜能释放一种化学物质，具有抗炎和预防肠癌的作用。

十字花科蔬菜在肠道中被消化时会释放“吲哚－3－甲醇”，这种物质可激活一种叫“芳香烃受体”的蛋白质。芳香烃受体可使机体不会对肠道中的细菌产生发炎反应，从而降低患肠癌的可能性。若缺少芳香烃受体，肠道干细胞就无法分化为可以吸收营养或产生保护性黏液的上皮细胞，可能会分裂失控，并最终导致肠癌。

急性肠炎试试车前草

急性肠炎多见于夏秋季，可能出现恶心、呕吐、频繁腹泻等，并伴有肚子绞痛、发热、全身酸痛等。出现严重的急性肠炎症状应及时就医，以免贻误病情。为大家推荐一个小方，以辅助治疗：

取鲜车前草 500 克，洗净切细，捣汁约 150 毫升，分 4 次饮服。一般 1 ～ 3 天即愈。

急性肠炎多由饮食不洁引起，伤及脾胃和肠腑，致使胃肠脏腑升清降浊和分清别浊功能失常，导致呕吐、腹泻等症状。鲜车前草，学名为“平车前”，具有利尿、清热、明目的功效，主治小便不通、淋浊、带下、尿血、黄疸、水肿、热痢、咳嗽、皮肤溃疡等，具有一定的抗菌消炎作用。《本草汇言》中就曾记载，车前子“同舒筋药用，能利湿行气，健运足膝，有速应之验也”。此外，车前草还有一定的利尿作用，用于此方主要是用其抗菌消炎的用途。

车前子药性偏寒凉，建议适量使用。脾胃功能不太好或者寒性体质的人，不适宜使用。

中药煎汤治慢性胆囊炎

慢性胆囊炎发病与人体脂质代谢障碍和胆囊排空功能障碍有密切关系。对肝胆湿热型慢性胆囊炎采用中药煎汤疏肝利胆。

具体做法：金钱草 30 克，白芍、元胡各 15 克，黄芩 12 克，柴胡、半夏、川楝子、海金沙、鸡内金、郁金、金银花、砂仁各 10 克。上药一同放入砂锅中，水煎，去渣取药液 100 毫升。二煎加水煎沸后改用小火煮半小时，去渣取药液 100 毫升。两次煎液混合，分早晚饭前 30 分钟服用，每日 1 剂，连服 4 周。

方中金钱草、海金沙、鸡内金清热祛湿且利胆，溶石排石；川楝子疏肝行气止痛；元胡理气化瘀止痛；郁金利胆行气；黄芩清热燥湿；金银花清热解毒；半夏降逆止呕；柴胡疏肝；砂仁理气止痛；白芍缓急止痛。全方共奏疏肝利胆，清热利湿，行气止痛，利胆排石，故疗效显著。

俯仰呼吸利胆消炎

慢性胆囊炎患者常做运动可利胆消炎：1. 端坐床沿

或椅子上，臀部着座一半，两腿分开，双手按揉腹部，顺时针、逆时针各 25 圈。2. 深呼吸 1 次，呼吸结束时，上身前俯，头部低于双膝，双手紧按小腹，将肺内余气排除。双手放松，头引颈向前伸，缓缓做深呼吸，并慢慢将上身抬起，恢复原坐姿。慢慢呼气，同时头及上身再缓慢下俯，尽量将余气排出，反复做 8 ~ 16 次。3. 站立，双腿交替抬高 10 ~ 20 次，再进行 7 ~ 8 次下蹲运动。

5 种护肝中草药

肝脏是人体中重要的器官之一，担任着排毒、储蓄肝糖和分泌蛋白质等工作，但是很多人因为工作原因熬夜、聚会喝酒或者发怒生气等，都会伤了肝。肝伤了，很难被及时发觉，等到发现或许就晚了。事实上，临床已证明中药治疗肝病有自己独到的优势，以下这几种草药都是护肝宝：

五味子。五味子中富含多种活性成分——木脂素，具有保护肝细胞膜、抗脂质过氧化、促进蛋白质生物合成和肝糖原生成等作用。五味子能促进肝脏的解毒，保护肝脏免受毒害，并能使因滥用酒精、药物或肝炎而受损的肝脏组织再生。

服用方法：一般中药店销售的皆是以蜂蜜蒸熟的蜜制五味子，颜色乌黑，具有调养五脏、强心镇定的功能。五味子敛肺滋肾，可与红枣、黄芪等一同入菜，做成粥品，对养肝相当有益。

白芍。白芍味酸苦，性微寒，有养血荣筋、缓急止痛、柔肝安脾等作用，为阴血不足、肝阳上亢患者所常用。白芍对四氯化碳、黄曲霉毒素 B_1、D- 半乳糖胺所致的肝损伤有明显保护作用。

服用方法：建议白芍与当归、熟地等加入红糖煮 30 分钟，有补肝养血的作用。

红枣。红枣不仅是一种深受老百姓喜爱的食品，也是一味常用的中药。红枣内含有三萜类化合物的成分，可以抑制肝炎病毒的活性。

服用方法：最常用的方法是将红枣煎水服用。将 10 ~ 30 克红枣洗净，并用小刀在其表皮划出直纹来帮助养分溢出，然后加适量的水煮 1 小时左右即可。也可以在粥里加入红枣，做成枣粥食用。另外，将红枣加工制作成红枣莲子汤、红枣花生汤等也是比较常见的方法。

百合。百合性平、味甘，含蛋白质、脂肪、脱甲秋水仙碱，具有益气补中、益肺止咳的作用，并可软坚安神。秋水仙碱具有抗肝纤维化和肝硬化的作用，常食百合可防治肝硬化。

服用方法：如果用鲜百合，一定要将鳞片剥下，撕去外层薄膜，洗净后在沸水中浸泡一下，这样可以除去苦涩味。

甘草。甘草中含有甘草酸等护肝的有效成分。这些有效成分能改变细胞膜的通透性，从而达到阻止病毒侵入肝细胞的目的。甘草酸等有效成分还能集中附着在肝细胞内，起到有效抑制乙肝病毒的作用。

服用方法：甘草泡茶的方法很是简单，取甘草 10 克，用约 500 毫升开水冲泡即可。甘草茶虽然能养肝护肝，但长期饮用可能会导致血压升高和身体水肿，因此甘草茶不适合长期饮用，每星期喝上几次就可以了。此外，高血压患者和肾功能损害的患者要慎用甘草茶。

喝合欢花茶疏肝解郁

肝脏是人体负责消化和代谢的重要器官。中医认为，人的生理活动多以肝血为中心，而肝有造血、储藏、调节激素等功能，若肝气正常，可避免多种疾病。从临床经验上看，患有肝气郁结的人不在少数，进而容易气血失和，肝郁气滞，表现为情绪低落、暴躁、爱生闷气等。

肝在五行中属木，与春季相应，通于春气。春季正是护肝养肝的好时机。经常生闷气、容易心烦意乱的人不妨试试合欢花，它有疏肝解郁、减压、安神的作用，如果与茉莉花、绿萼梅搭配，效果会更好。具体方法是：合欢花 5 克左右，用温水冲泡，也可搭配茉莉花、玫瑰花等一起喝。该方适合所有人群，每日饮用即可。

中医讲“郁久化热”，若频繁出现急躁易怒、失眠多梦等症状，说明肝火已极其旺盛。临床上，丹皮、栀子、黄芩、菊花等清肝泄热、解郁安神的效果也很不错，可在医生的指导下辨证调理。除了药物调理，保持心情愉快也很重要，若遇到不顺心的事，要学会用平和的心态对待一切。

疏肝理气代代花

代代花又称枳壳花，为双子叶植物药芸香科植物的花蕾。中医认为，代代花味甘、微苦，具有疏肝和胃、理气解郁、散积消痞的功效，常用于治疗胸中痞闷、脘腹胀痛、呕吐少食、咳嗽气逆等症。代代花入药可煎汤内服，常用量为 1.5 ~ 3 克，亦可冲泡代茶饮。

临床上治疗消化不良、胃腹胀痛、反酸打嗝，可取代代花、玫瑰花、甘菊花、茉莉花、苹果花、陈皮各 6 克，水煎微沸，代茶饮。将代代花、玫瑰花、茉莉花、川芎、荷叶各 9 克，研为细末，每次取 5 克，用沸水冲泡服用，还有很好的减肥降脂功效。

蜂蜜配大蒜增强肝功能

新蒜开始陆续上市，将其与蜂蜜搭配进食，既可改善口感，又能提高其保健功效，尤其对于春季养肝很有帮助。

《本草纲目》记载蜂蜜："心腹邪气，诸惊痫痓，安五脏诸不足，益气补中，止痛解毒，除众病，和百药。久服，强志轻身，不饥不老，延年神仙。"由于大蒜属辛辣刺激性食物，会刺激胃黏膜，而蜂蜜能和胃养阴，因此，吃蜂蜜浸泡过的大蒜，能弥补大蒜伤阴伤胃的缺点。同时，蜂蜜所含的矿物质和糖分，能与大蒜的营养成分结合起来，增强肝脏功能。

制作蜂蜜大蒜时，先把大蒜放微波炉中加热 1 ~ 2 分钟，或者用开水烫 5 分钟左右，然后再用蜂蜜泡 1 周左右即可食用。倒入蜂蜜前，可以先将大蒜放入 30% 左右的盐水中浸泡一段时间，捞出后沥干再放到蜂蜜中浸泡效果更佳。食用时，可以用水把蜂蜜稀释后饮用，也可加入适量的柠檬汁。

蜂蜜泡蒜的食用时间最好在晚饭后，能减少大蒜对胃的刺激。需要提醒的是，大蒜虽有杀菌作用，正常人每天最多也只能吃 2 ~ 3 瓣，肠胃不好的人每天只能吃半瓣左右。肝、肾疾病患者在治疗期间应避免食用。

温针灸下巨虚穴缓解肚子痛

肚子痛也叫腹痛，肚脐以下都叫腹痛，推荐一个穴位，在腿上，就是下巨虚穴，在膝眼下 9 寸。

下巨虚穴是小肠的下合穴，有调肠胃、通经络、治腹痛的作用。如果胃痛病症比较长的话，尤其是一着凉就疼痛，就可以使用温针灸，热量会顺着针柄透进身体里。烫的时间不用太久，感觉到烫就可以停止了。一般的针灸可以做 25 分钟左右，加了艾条之后时间就要缩短一些。对于一些胃寒的或者体内虚寒的人群，就很适合这种温针灸。

推搓腹部缓解腹胀不适

许多人不但大腹便便，还经常饭后觉得腹胀、腹部不适，这种情况可推搓腹部来缓解。

方法：两掌在腹前交叉，右掌压在左掌上，推摩左腿至腹部，然后，两掌交叉，左掌推搓左腿内侧，右掌推搓左腿膝关节两侧，如果柔韧性较好，可以缓慢地边推搓边屈膝下蹲，推搓至踝关节两侧；再原路返回，腹前交叉，换右腿，方法相同。

这种方法通过推搓腹部，能使腹部脏器得到刺激，促进消化吸收。推搓腿部，能疏通两腿经络，增加腿部的承受能力。

揉合谷预防便秘

饮食、作息若不规律，人就很容易便秘，尤其是老年人肠胃功能有所减弱，胃肠道平滑肌收缩无力，肠道松弛，排空速度慢，致使粪便在大肠内停留时间延长。

如果是轻度便秘，揉揉合谷穴，再顺时针揉揉小肚子就会有效果。合谷穴在老百姓常说的虎口附近。以一手的拇指指骨关节横纹，放在另一手拇、食指之间的指蹼缘上，拇指尖下就是合谷穴。按压时应朝小指方向用力，而并非垂直手背的直上直下按压。

莲心茶泻心火通便秘

中医认为，便秘虽有虚、实、寒、热之分，但临床以实证、热证居多，对于心火过盛引起的便症，用莲子心泡茶服具有较好的通便效果。

方法：莲心 3 ～ 10 克，用开水（250 毫升左右）焖约 10 钟后即可。莲芯茶味苦，为减少对胃黏膜的刺激，茶中也可适量加些蜂蜜，每日服 1 ～ 2 次。

莲心是莲子中央的青绿色胚芽，其性味苦寒，入心、肺、肾经，有清心安神、交通心肾、涩精止血之功效，可治疗心烦失眠、目赤肿痛、口渴、吐血、遗精等症。莲子心长于清心火、清肝热，当便秘者兼有心胸烦热、夜不成眠、面赤口渴、溲黄便干、舌尖红绛，或口舌生疮等心火炽盛表现时，服莲心茶能起到较好的清火、缓解通便的效果。

点揉中脘穴疗便秘

中脘穴属奇经八脉任脉之穴位，位于人体前正中线，脐上 4 寸。点按该穴可促进胃肠蠕动，升清降浊，改善消化功能。对于大便秘结、排便不畅的患者通过按摩中脘穴，有助于排便。

方法：仰卧位，两手相重叠，将掌心对准中脘穴用一定力度顺时针揉按 20 ～ 30 圈，再逆时针揉按 20 ～ 30 圈即可，以感觉腹部深层得到了按摩为准，每天可重复 2 ～ 3 次。也可以用手指点按该穴位，但如有腹部疼痛，且按压时疼痛加剧者，建议暂缓使用。注意：宜在饭后半小时进行。

白术既止泻又通便

白术是常用中药，俗有“北参南术”“十方九术”之说。明代医家李中梓在《本草通玄》中描述白术为“补脾胃之药，更无出其右者”，意为在补益脾胃功能方面，没有能超过它的。

白术对于脾虚导致的便溏、面色萎黄、形神倦怠、瘦弱无力、不思饮食等症，都有很好的治疗作用，如白术合用枳实而成的名方——枳术丸，就具有健脾消食、行气化湿的作用，尤其适用于脾胃虚弱、食少不化、脘腹痞满的症状。

白术还有一个非常重要的作用，那就是通便。很多人因为脾虚导致便秘，经常感觉疲倦乏力，没什么精神，容易浮肿。这种便秘不但不能“攻”，反而要“补”，而白术恰恰身兼二职，既能补虚，又能通便，但用量要偏大，往往要30克以上。然而，白术并非只能用于脾虚引起的便秘，相反，脾虚引起的腹泻同样可以用白术，但这时的白术用量要偏小。这就是中药的神奇之处，同一种中药可以解决看似两种截然相反的症状。

薏苡仁止泻利湿

薏苡仁又名薏仁、薏米，不仅是一味常用的中药，而且是一种日常保健食品。

中药经典《神农本草经》中将薏苡仁列为上品，其功效为："主筋急拘挛，不可屈伸，风湿痹，下气，久服轻身益气。"明代李时珍在《本草纲目》中记载薏苡仁："健脾益胃，补肺清热，祛风胜湿，养颜驻容，轻身延年。"

薏苡仁根据炮制方法的不同常分为两种，即生薏仁和炒薏仁。中医认为，两种薏苡仁功效总体相同，都能够健脾除痹，渗湿止泻，清热排脓，但生薏仁偏凉，偏于渗湿利水，清热排脓；炒薏苡仁健脾益气、止泻利湿的作用增强。

在中医临床中，薏苡仁与其他药物配伍常用来治疗脾虚湿胜之泄泻、寒湿或湿热所致的风湿痹痛、湿热内蕴所致的消渴、湿热痰浊所致的酿脓蓄脓等病症。

薏苡仁也是一种很好的养生食材。对于体质较弱，属脾虚生湿，常表现为汗出、食欲不振、腹胀便溏的亚健康状态者，可每日熬煮食用；对于体型偏胖、血脂较高、中医属痰湿或痰浊内盛体质者，可以常用薏苡仁辅助降脂减肥；对于糖尿病患者出现消渴症状，薏苡仁可以辅助治疗糖尿病并改善临床症状；对于肿瘤患者，长期服用薏苡仁粥可以起到辅助抗肿瘤及止痛的作用。

慢性腹泻试试泡脚方

天气炎热时很多人喜欢吃凉的食物解暑，如果食物不干净，很多人会拉肚子，特别是慢性腹泻更折磨人。慢性腹泻指病程在 2 个月以上的腹泻或间歇期在 2 ～ 4 周内的复发性腹泻。中医治疗慢性腹泻，除内服药物外，中药泡脚对慢性腹泻也有一定疗效。

泡脚可刺激人体经络，调节血脉，改善局部血液循环，促进代谢。取艾叶、干姜、仙灵脾、桂枝、当归、花椒、独活各 10 克，薏苡仁 15 克。所有药物一起煎煮 20 分钟后，加水适量，调至合适温度，以 38 ～ 42℃为宜，最好不要超过 45℃。泡脚时间不超过 20 分钟，每晚 1 次，2 周为 1 个疗程。泡到后背感觉有点潮，或者额头微微出汗即可。

花椒治着凉腹泻

因为受凉或吃多寒凉的东西而出现腹痛肠鸣、腹部闷胀、腹泻时，可用花椒 6 克、肉豆蔻 3 克，水煎取汁，早晚分次服用。每天 1 剂，连服 1 ～ 5 剂即可。

糊米茶止泻有奇效

糊米茶就是把小米干炒至焦褐色，放入煮沸的水中熬制的茶汤。汤水看着金黄清澈，闻着糊香扑鼻，喝起来口感清爽。糊米茶热饮可健脾胃，助消化，止腹泻，中医常用来治疗小儿水泻。

另外，糊米茶具有很强的消暑和败火效果，夏季饮用可清暑解渴。糊米茶冷热均可食，甚至有的地方还将米茶搁置 1 天以上，让其自然变馊、变酸，产生泡沫，即为酸糊米茶，可刺激食欲且不坏肚子。

提捏脐周止腹泻

对于老人来说，腹泻会诱发低血糖等急症。用手提捏脐周,有助于通经活络,改善肠胃功能,减轻肠道症状。

取仰卧位，双腿微屈，用手指沿脐周两寸，环绕提捏脐周的皮肤，初始感到轻微疼痛，之后感到提捏处向内透热为宜。提捏 1 ~ 2 分钟即可,每天提捏 3 ~ 5 次。提捏后，双手相互摩擦至热，以手掌在小腹部做环形推摩擦法（逆时针）40 ~ 50 次。再用手掌近掌跟处按揉胃脘部 50 次（顺逆时针皆可）,以有热感透入腹部为佳。

黄芪粥治肠炎腹泻

取黄芪20克、新鲜葛根20克、粳米100克，将葛根洗净，与黄芪、粳米一起煮成粥服用。

慢性结肠炎是一种慢性、反复性、多发性的，以结肠和直肠为发病部位的疾病。症状表现为便秘或泄泻，如排便次数增多、排便困难、便下大量黏液或带血，伴随左下腹疼痛、体重下降、消瘦、精神不振等。

黄芪对于脾肾虚弱导致的慢性结肠炎确实有效。黄芪味甘，性微温，补益中气，可治疗因脾肾虚弱导致的体倦乏力、懒言气短、食欲不振、大便稀溏、面色萎黄等。此外，黄芪还能提高肠管紧张度，治久泻、脱肛等。

慢性结肠炎日常饮食宜采用软而容易消化的食物，忌食有刺激性的食物。不要滥用抗生素，可选食一些有抗菌、消炎、清热解毒功效的食物，如马兰头、马齿苋等。在疾病间歇期可选食有收敛、固涩作用的食物，如莲子、薏米、芡实、陈仓米等。

3个中医方清宿便

大部分人都有宿便的症状，介绍3个清除宿便的中医方剂，可以尝试一下。

蜂蜜香油汤。原料：蜂蜜 30 克，香油 5 克，白开水 100 毫升。做法：将蜂蜜、香油倒入碗内，搅拌均匀，加入温开水即可。用法：每日晨起服食。功效：益气润肠，用于气阴两虚引起的便秘。

松子仁糖。原料：白砂糖 500 克，松子仁 200 克。做法：先将白砂糖放入锅中加少许水，用文火煎熬至黏稠，再加入松子仁，调匀。然后继续煎熬，直至用铲子挑起成丝状，不粘手时停火。用法：每次适量，每日 2 次。功效：润肠通便，用于肠燥便秘。

土豆蜜膏。原料：土豆 1000 克，蜂蜜适量。做法：先将土豆用榨汁机榨出汁液，再把土豆汁放入锅中煎熬至黏稠，然后放入 1 倍于土豆汁的蜂蜜，再煎熬至黏稠，停火，待冷，装瓶备用。用法：每次服用 10 毫升，每日 2 次。功效：健脾益气，可用于气虚引起的便秘。

电吹风治打嗝

如果是受凉打嗝，电吹风吹一吹胃部，相当于中医的灸疗，因为这里有个很关键的穴位叫作中脘。这是属于温热的外治疗法。用电吹风机往小孩胃部吹风（小孩要隔着衣服，温度要把握免得烫伤），十几分钟后，打嗝就缓解了。

按眉头治打嗝

点按方法：将双手的拇指立起来，用拇指的指尖放在眉毛的内侧，可以感觉到眉骨的上方各有一个明显的小凹陷（即攒竹穴）。

用力向下点按这个凹陷，会有非常明显的酸胀感觉放射到眼睛的周围，点按的同时可以做深呼吸，以帮助放松横膈膜。一般持续点按 1 分钟左右，打嗝就可以止住了。

攒竹穴位于膀胱经的起始部位，有通调膀胱经气的作用。

中医理论认为，膀胱经贯穿人体躯干背侧，夹行于脊柱两侧，所以呃逆发作时可选膀胱经穴位治疗，对身体上焦、中焦、下焦的气机都有很好的调节作用。

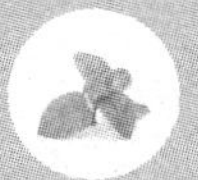

第二章 呼吸系统

风寒咳嗽喝紫苏陈皮汤

具体方法：葱白 5 ~ 10 克，淡豆豉 10 克，紫苏和陈皮各 3 克，红糖适量。将葱洗净，取葱白，与淡豆豉、紫苏、陈皮等一起放入砂锅共煎取汁，再调入红糖。每天分数次饮用即可。

专家点评：天气忽冷忽热，易使人“风寒感冒”，多表现为畏寒、无汗、头痛、鼻流清涕、咳嗽、痰稀白、舌苔薄白等。治疗该病的关键是出点汗，中医称之为辛温解表。

此方中，紫苏辛温行散，能发散风寒，宣肺止咳；梗入脾胃，善于行气和中；陈皮的作用主要是燥湿化痰，健胃下气，可使痰液容易咳出；葱白可发汗解表，对于伤风感冒、发热无汗、头痛鼻塞、咳嗽痰多者确有一定效果。

感冒咳嗽试试炖橙子

食材：橙子 1 个，银耳 10 克，冰糖适量。

做法：将银耳泡发，橙子切片，放入瓷制或陶制的炖盅内，加入冰糖和水，加上盖。再将炖盅放入盛有水的大锅中，盖上锅盖，煮 2 个小时即可。

功效：此方有止咳化痰的功效，适用于感冒咳嗽患者。

花椒炖梨解寒咳

受了凉咳嗽不停，可用 1 只生梨，在上面戳 5 个小孔，孔内各塞花椒 1 粒。隔水炖熟，冷却后去掉花椒，吃梨喝汁，很有效果。

喝碗药膳治秋咳

从中医上讲，秋季干咳最常见的原因多与燥邪有关，也就是肺燥引起的咳嗽。加上此时咽喉、鼻腔缺乏水分的湿润，“燥邪”更易直接通过口鼻伤害呼吸道或经皮肤毛孔而侵犯入肺，引起咳嗽。

肺燥引起的咳嗽，又有“温燥”和“凉燥”之分。中秋之后，秋风渐紧，寒凉渐重，有时还会突然气温骤降，故多出现凉燥。这种情况表现为痰稀白、舌尖淡红、舌苔白润，要温润止咳，适合吃些偏温的食物，如杏仁、紫菀、苏叶、怀山等。

秋咳迁延难愈，药物效果不明显，给大家介绍几则食疗方，对秋天燥咳、急慢性支气管炎、感冒引起的咳嗽，都有较好的疗效。

萝卜陈皮汤。陈皮可理气，健脾，化痰。取白萝卜250克、陈皮3克，将萝卜切碎，与陈皮一同煎汤，饮汤，每日1剂，分两次服完。

百合杏仁粥。百合润肺止咳，宁心安神。鲜百合50克（干品30克），杏仁10克去皮，打碎，粳米50克，同煮为稀粥，调白蜜适量温食，每日3次。

贝母冰糖汁。该方主要借助川贝母润肺散结、止嗽化痰的功效。川贝母10克研末，与冰糖20克一同放入碗内，加水150毫升，隔水炖煮20分钟即可。早晚各服1次，连服3～5天。

杏仁炖雪梨。杏仁有止咳平喘之功效。取甜杏仁15克，去皮打碎，雪梨1只去皮切片，同放碗内。另加冰糖20克、清水适量，然后置锅内加盖隔水炖煮约1小时即可服用，每天早晚各1次，连服2～5天。

拍拍尺泽穴除燥咳

到了干燥的秋季，人们容易出现肺热咳嗽、口干、咽痛、黄涕、痰黄等症状，此时拍拍尺泽穴能有效缓解。

“尺泽”意为如水之归泽，是手太阴肺经的重要穴位，位于肘横纹上，肱二头肌腱桡侧凹陷处，其主要作用是清肺泻热，宣肺利咽。取穴时，手掌朝上，肘部微微弯曲，先在肘弯里摸到一条大筋，该大筋的桡侧缘与肘横纹的交点就是尺泽。对于该穴，可以通过拍打的方式来刺激，刚开始拍会发红，继续拍会慢慢出痧。另外，还可以通过按揉和艾灸的方法刺激：每天按揉 3 ～ 5 分钟，每天 2 次，或艾灸 1 ～ 2 次，每次 15 分钟左右。

咳嗽季的止咳化痰妙招

天气转凉，早晚温差大，最容易出现的症状就是咳嗽。有的人吃了药，咳嗽刚刚好转，期间如果再受凉或其他原因，咳嗽就又开始反复，而且总咳嗽还影响晚上的睡眠。那有什么好的办法呢?

萝卜葱白治风寒咳嗽。萝卜 1 个，葱白 6 根，生姜

15克，水3碗。先将萝卜煮熟，再放葱白、姜，煮剩1碗汤，连渣1次服下。宣肺解表，化痰止咳。治疗风寒咳嗽、痰多泡沫、伴畏寒、身倦酸痛等。

红糖姜枣汤治伤风咳嗽。红糖30克，鲜姜15克，红枣30克，水3碗，一起煎至过半。趁热服用，服后出微汗即愈。祛风散寒，治伤风咳嗽、胃寒刺痛、产后受寒腹泻、恶阴等。

豆腐糖止咳化痰平喘。豆腐500克，红糖、白糖各100克。把豆腐当中挖一窝，纳入红、白糖，放入碗内隔水煮30分钟。一次性吃完，连服4次。清热，生津，润燥。治咳嗽痰喘。

糖水冲鸡蛋补虚止咳。白糖50克，鸡蛋1个，鲜姜适量。先将鸡蛋打入碗中，搅匀。白糖加水半碗煮沸，趁热冲蛋，搅和，再倒入已绞取的姜汁，调匀。每日早晚各服1杯。补虚，治久咳不愈。

芝麻冰糖水治夜咳。生芝麻15克，冰糖10克。芝麻与冰糖共放碗中，开水冲饮。润肺生津。治夜咳不止、咳嗽无痰。

蒸白梨蜂蜜治久咳咽干。大白梨1个，蜂蜜50克。先把白梨里面的核全部挖掉，将蜂蜜填在里面，加热蒸熟。每天早晚各吃1个，连吃数日。生津润燥，止咳化痰。治久咳咽干、手足心热等。

橘皮生姜止咳化痰

生活中若不慎受了凉，就容易引起咳嗽，大多数人还伴有白色或者泡沫样的痰，这就是所谓的“寒咳”。夏季空调寒凉，也容易引起这种症状。在此，推荐一款食疗方——橘皮生姜汤。

具体方法：取橘皮、生姜各10克，橘皮洗净切丝，生姜切片，一起放入锅中，加水适量，连煎两次，滤去药渣，合并两次药液，取200毫升服用。每日1剂，直至痊愈。

肺热重的人，如咳嗽伴有黄痰、黏痰，或干咳无痰、口干舌燥等，不宜服用此方。患者应忌烟戒酒，避免风寒侵袭，禁食腥辣易发之物；同时加强体育锻炼，提高抗病能力。

晨起咳痰需辨证选药

寒痰：痰色白而清稀或夹有灰色黑点，多因寒伤阳气，气不化津，津液不布，聚湿成痰。寒痰多在清晨咳嗽痰多，可选半夏止咳糖浆治疗，以疏散风寒、宣肺化痰。

热痰：痰黄黏稠而结块，多因热邪伤津所致。有时热痰亦表现为痰白而黏稠，可用橘红丸治疗，具有清肺、化痰、止咳的功效。如患者痰热咳嗽、痰多，色黄黏稠，胸闷口干，可选川贝枇杷颗粒、露、糖浆，以清热宣肺、化痰止咳。

燥痰：痰少而极黏，难以咯出，多因燥邪耗伤肺津所致，可选用雪梨膏治疗，有清肺化痰、润燥止咳的功效。咽喉干燥疼痛，干咳、少痰或无痰者也可选养阴清肺丸。

湿痰：痰白易咯而量多，多因脾虚失运，聚湿为痰，上犯于肺，可选二陈丸（汤）治疗，以燥湿化痰、理气和中。

风痰：痰白清稀而多泡沫，多因痰浊上扰，引动肝风，或肝风挟痰，上扰清空，可选化风丹治疗，以息风镇痉、豁痰开窍。

脓血痰：为热毒蕴肺，血肉热腐成脓之肺痈，若将脓血痰吐于水中，浮者为痰，沉者为痈脓，选复方桔梗止咳片治疗，可镇咳、祛痰。

痰中带血：为邪热犯肺，或阴虚火旺，热邪灼伤肺络，络破血溢所致，甚则咳吐鲜血，可选百合固金丸治疗，以养阴润肺、化痰止咳。

对症食疗治 8 种常见咳嗽

春季天气多变，不少老人、小孩都感冒了，咳嗽不止。很多家庭会选择用食疗方来帮助咳嗽的家人尽快痊愈。专家提醒，在中医看来，常见的咳嗽分为 8 种，辨证准确再调理，才能事半功倍。

风寒咳：多见于冬春两季。冬季天气寒冷干燥，或初春乍暖还寒，不慎着凉，最易导致风寒咳嗽。表现的症状为咳嗽，痰色白，咽痒，常伴有鼻塞、流清涕。

风寒咳嗽的治疗原则是辛温散寒、宣肺止咳。可用生姜、红糖、葱白、北杏煲水喝。

风热咳：一年之中阳气旺盛之时，人体容易感受风热邪气，更易引起风热咳嗽。表现的症状为痰黄质黏稠、咽喉肿痛、口干、鼻塞、流黄涕。

风热咳嗽的治疗原则是疏风清热、宣肺止咳。可以用桑叶、菊花、芦根、北杏、紫苏叶煲水喝。

燥热咳：秋季最为常见，秋季的燥热之邪易通过口鼻呼吸道或皮肤毛孔而侵犯入肺，引起燥热咳嗽。表现的症状为唇鼻干燥、咽痒、咽干、咳嗽痰少而黏。

燥热咳嗽治疗的原则是润肺、化痰、止咳。可用润肺的食材煲水、煲汤喝，如川贝、雪梨、银耳、百合等。

痰湿咳：痰湿咳多与体质有关，多为痰湿体质。这一体质的人体内湿气较重，大便黏易粘马桶，头发和皮肤较油。表现的症状为痰多，且为白痰，咳嗽声比较重。

痰湿咳嗽的治疗原则是燥湿、化痰、止咳。可以用陈皮、茯苓、生姜、北杏煲汤或煮水喝。

痰热咳：痰热咳多见于热性体质的人，其他体质的人感受了热邪或吃了太多煎炸食物也可能出现痰热咳。表现的症状为痰黄、痰黏稠，或有咽痛胸痛，或伴有发热。

痰热咳嗽的治疗原则是清热、化痰、止咳。食疗方可用鱼腥草、芦根（新鲜或干品均可）煲汤喝。

肝火咳：肝火咳是由于情志不随，肝气侵犯肺所致。咳嗽常随情绪变化而增减，伴有胸胁不适、口苦、痰少。

肝火犯肺导致的咳嗽治疗原则是清肺、泻肝、止咳。可用蜡梅花、菊花泡茶喝。

阴虚咳：阴虚咳多见于久咳后或热病后的咳嗽。阴虚咳嗽因肺阴亏虚，表现有“燥”的特点，表现的症状为干咳无痰，或痰少而黏不易咳出，声音嘶哑、咽痒咽干等。

阴虚咳嗽的治疗原则是养阴、润肺、止咳。可用养阴的食材煲汤，如麦冬、银耳、百合、西洋参、南北杏等。

肺气虚咳：久咳伤肺，肺气虚咳多见于久咳后。表现的症状为痰少、易出汗、咳无力、想咳却咳不出，稍微活动后就易气短、易疲倦。

肺气虚咳的治疗原则为补肺止咳。可用黄芪、党参、山药等煲汤，中成药可用玉屏风颗粒调理。

小柴胡汤治愈顽固性咳嗽

久咳不愈，可严重影响患者的睡眠和生活质量，这就是医学上所说的顽固性咳嗽。该症的诊断尚无绝对标准，通常指无明显肺部体征、病程超过 3 周的咳嗽。由于该症病因多，病机不十分明确，故治疗效果大多不尽如人意，以致求助于中医的久咳患者越来越多。

顽固性咳嗽，中医称“久咳、久嗽”，多为内有积热、痰热、痰饮，又外感风寒所致，虽病位主要在肺，但与肝、胆、脾、胃、心、肾诸脏均相关，故《素问·咳论》有“五脏六腑皆令人咳，非独肺也”的记载。南方，尤其是湖南地区居民喜食辛辣食物，体内多有积热，若外感风寒之邪，或过食辛辣、油腻、生冷、发物等，可使病情反复，久久不愈。

小柴胡汤为和解少阳之代表方，由柴胡、黄芩、半夏、人参、生姜、大枣、甘草组成，具有扶正祛邪、和解表里、健脾和胃、疏利肝胆、升降气机、调和阴阳等作用。

现代药理研究发现，本方有抗炎、调节免疫力、退热、镇咳、保护胃黏膜、护肝利胆、调节内分泌等作用。临床上用该方加减治疗慢性支气管炎、肺炎、顽固性咳嗽、难治性发热、耐药性肺结核、急慢性胃炎、胃溃疡、胸膜炎、肋间神经痛、肋软骨炎、胃肠神经官能症、失眠等多种疾病，多能取得满意疗效。

时令性咳嗽试试萝卜方

时令性咳嗽患者最典型的表现是只咳嗽、不发烧或低烧，喉咙里有痰难咳出，以致缠绵不断地咳嗽。时令性咳嗽转为慢性迁延性咳嗽的概率，较以往有明显升高，所以一旦早期出现咳嗽症状，应及早控制，妙用萝卜可治这种咳嗽。

萝卜生姜茶。生姜10克，萝卜250克，切片煎水当茶饮，宜少量热饮频服。可疏风散寒，祛痰止咳，尤其适合治风寒咳嗽。

萝卜炖雪梨。将白萝卜1个切片，雪梨1个切块，白胡椒7粒，蜂蜜50克，一同放入碗内，隔水蒸熟，也适宜风寒型咳嗽者食用。

萝卜杏仁茶。白萝卜100克，切片，杏仁6～9克，同生姜3片，同入锅，加适量清水，大火煮沸后，小火煎30分钟，当茶水喝，具有疏风止咳的功效，适宜伤风咳嗽之人。

萝卜荸荠饮。鲜萝卜与荸荠各500克，洗净后一并榨汁服用，适宜风热或肺热咳嗽者食用。

痰黄咳嗽用萝卜蒸饴糖

萝卜500克，捣烂，绞取汁液，盛碗中，加饴糖15～30克，蒸化，慢饮。

萝卜蒸饴糖对治疗痰热咳嗽有一定疗效。方中的饴糖是以米、大麦、小麦、粟或玉米等粮食经发酵糖化制成的糖类食品，又称为“饧”“胶饴”。饴糖，味甘，性温，入脾、胃、肺经，能补中缓急，润肺止咳，解毒，主要用于脾胃虚弱、里急腹痛、肺燥咳嗽、咽痛等症状，可烊化（指将胶类药物放入水中或加入少许黄酒蒸化，溶化，再倒入已煎好的药液中和匀）内服，亦可熬膏或入丸剂。

萝卜，味辛、甘，性凉，能清热生津，凉血止血，化痰止咳，利小便，解毒。萝卜能促进新陈代谢，增进食欲，帮助消化，可以化积滞，用于食积胀满、痰咳失声等，亦可降低血脂，软化血管，稳定血压，预防冠心病、动脉硬化、胆石症等疾病。

需要注意的是，本方主要用于热咳、燥咳，表现为黄痰、声音嘶哑、鼻塞等，而其他类型的咳嗽则应在医生的指导下对症用药。

乌梅粥治咳嗽

春季气候干燥，气温多变，过敏原增多，是慢性咳嗽的高发期。在此推荐一款制作便捷的乌梅粥，可敛肺止咳。具体为：取乌梅 10 克、大米 100 克、白糖适量，将乌梅洗净，放入锅中，加清水适量，水煎取汁，再加大米煮粥，待熟时调入白糖，再煮一二沸即成，每日 1 剂。

中医认为，乌梅性味酸、涩、平，有敛肺止咳、涩肠止泻、生津止渴、和胃安蛔的功效，尤其适用于肺虚久咳、久泻久痢、虚热消渴、蛔虫腹痛等症状。现代临床观察发现，乌梅长于生津止渴、敛肺止咳。营养分析表明，乌梅含丰富蛋白质、脂肪、碳水化合物、维生素 C 及矿物质钙、磷、铁、钾等，还含有柠檬酸、苹果酸等，对痢疾杆菌、葡萄球菌、溶血性链球菌、大肠杆菌、肺炎双球菌等有抑制作用。

冬季咳嗽防治偏方

中医认为，咳嗽分寒咳和热咳，风热引起的咳嗽为

"热咳"，主要症状为痰厚且黄，舌苔红，便秘。因风寒引起的叫"寒咳"，患者舌苔白腻，痰多为白色且稀薄，流出的鼻涕也是清水样。

如果是受寒咳嗽，可以尝试用生姜和百合一起煎汤，每天分 2 次服用。生姜散寒，百合润肺。如果是热咳，宜用梨 1 个、桑树叶 10 克，一起煎汤，每天 2 次即可。

以下这些冬季咳嗽偏方也可以用：

冰糖燕窝粥治肺虚久咳。做法：燕窝 10 克，大米 100 克，冰糖 50 克。大米淘洗干净后放入锅内，加清水 3 碗，旺火烧开，改用文火熬煮。将发好纯净的燕窝放入锅中与大米同熬约 1 小时，加入冰糖溶化后即成。适用：滋阴润肺，止咳化痰。治肺虚久咳及咳喘伤阴。

萝卜胡椒止咳祛痰。做法：萝卜 1 个，白胡椒 5 粒，生姜 3 片，陈皮 1 片。加水共煎 30 分钟，每日饮汤 2 次。适用：下气消痰，治咳嗽痰多。

豆浆润肺止嗽化痰。做法：黄豆浸泡磨汁，煮沸后加冰糖饮用。每日清晨空腹饮 1 碗。适用：健脾宽中，清肺止咳，化痰。治疳积瘦弱、肺热咳嗽等。

4个流感退热止咳方

每到冬季，都会出现流感高峰期，门诊中流感患者的就诊人数激增，注意防护和治疗迫在眉睫。

重症流感主要发生在老年人、年幼儿童、孕产妇或有慢性基础疾病者等高危人群，也可发生在一般人群。因此，患了流感千万不可轻视，必须及时治疗。

为应对来势汹汹的流感疫情，给大家推荐4个流感退热止咳方，可在医师的指导下服用。

方剂一：荆芥穗、炒栀子、白芷、青蒿、柴胡、黄芩、葛根、生石膏、炙麻黄，可清肺退热，发汗解表，适宜于流感伴以高热、身痛为主症的患者。

方剂二：青果、射干、杏仁、桔梗、生麻黄、炙甘草，可清肺利咽，化痰止咳，适宜于流感伴以咳嗽、咽痛为主症的患者。

方剂三：苏子、酒黄芩、桑白皮、杏仁、百部、元参、前胡、炙麻黄，可清肺止咳，适宜于儿童流感伴以咳嗽为主症的患者。

方剂四：荆芥穗、薄荷、连翘、芦根、白茅根、酒黄芩、知母、苏叶，可清肺透表，退热，适宜于儿童流感伴以高热为主症的患者。

红酒梨汤润肺止咳

梨汤是我国传统的食疗补品，在干燥的冬季，喝梨汤能止咳祛痰，对嗓子有保护作用。平时大家都习惯用水煮梨汤喝，但你是否知道，红酒煮梨对身体也同样有很好的保健作用呢？

梨子营养丰富，能润燥化痰，润肠通便，而红酒中含有的原花青素能保护心血管，白藜芦醇能抗癌。在煮梨汤时，加入适量紫红的葡萄酒，既补充了梨和红酒中的营养物质，给人视觉上的享受，还能温暖肠胃，使其润肺止咳的功效发挥得更好。

此外，在煮的过程中，红酒中的酒精大多已挥发掉，只会剩下一点微微的酒香，所以不必担心喝下这一大碗红酒梨汤会醉。如果不喜欢酒味，可以煮久一些或加些冰糖在里面。需要注意的是，煮梨汤时一定要带着梨皮，因为梨皮润肺化痰的效果比梨肉更强。

原料：红酒 500 毫升，水晶梨 1 个，冰糖适量，肉桂粉少许，柠檬半个。

做法：水晶梨去核，对半切开，放入泡有柠檬的清水中防止变色；将红酒倒入锅中，放入冰糖、肉桂粉，煮至冰糖溶化；放入水晶梨，中火煮至红酒翻滚，小火继续煮1小时后关火，放凉后再放入冰箱冷藏，几个小时后便可食用。

久咳不止吃南瓜泥

南瓜250克，蒸熟后捣成泥状，放凉，加入蜂蜜15克拌匀，放冰箱里备用。每天早晚吃饭前取出来，空腹吃50克。

感冒咳嗽多由风寒之邪侵袭、内郁肺气、肺卫失宣而引起的，可以通过食疗的方法来缓解。这个食疗偏方确实有化痰止咳的作用。南瓜，又名番瓜、倭瓜、金瓜，除了是食品，还做药用，最早见于明代的《滇南本草》。中医认为南瓜性温，味甘无毒，入脾、胃经，能润肺益气，化痰排脓，驱虫解毒，治咳止喘，疗肺痈便秘等。现代研究认为，其营养价值较高，并有利尿、美容等作用。民间有用蒸熟南瓜混合蜜糖吃治哮喘的验方。

现代研究发现，南瓜含有丰富的烯酸类物质，能覆盖受损伤的呼吸道上皮细胞，不仅能增强上皮细胞的再生能力，还能降低其敏感性，从而止咳。蜂蜜也有润肺止咳的功效，能祛痰。因此，二者配合起来补中益气，能够治疗感冒引起的痰喘咳嗽。但是，南瓜吃多了会助长湿热，特别是皮肤有疮毒、黄疸和脚气病患者皆不宜多食。

感冒服用五神汤

临床证实，因外感风寒，全身出现恶寒发热、头痛、鼻塞、呕吐、咳嗽等症状时，服用五神汤疗效显著，首剂症状减轻，3 剂即愈。

五神汤由中药荆芥 6 克、苏叶 6 克、茶叶 6 克、生姜 2 克、冰糖 25 克组成。

服法：生姜洗净切成薄片，同荆芥、苏叶、茶叶一起放入干净的锅内，加清水 500 毫升，至火上烧沸约 5 分钟，撇出药汁，再加清水适量第二次煎煮取汁，两次药汁相加约 500 毫升，再用双层纱布过滤，取得清亮药液即可。锅内药渣倒出，加清水约 50 毫升，烧沸后加入冰糖溶化，将糖汁兑入药液内，温热，分 3 次服用。

电吹风治疗感冒

受寒感冒时，用电吹风吹大椎穴（位于人体的第七颈椎棘突下）3 ~ 5 分钟，可促使大量汗液排出，以利退热，每日吹 2 ~ 3 次即可，直至体温恢复正常。需要注意的是这种方法只能缓解寒性病的症状，并不治本，而感冒的病因不同，患者也不可乱使用。

常按摩防治感冒

搓手：取坐位或站位，两手掌相对迅速搓动，搓到发热为止。

擦脸：用搓热的两手掌擦两侧面部，先上下擦，再旋转擦，各数十次，使脸部发热为止。

擦点迎香穴：迎香穴在鼻翼两旁的凹陷处。先用两手中指擦鼻的两侧数十次，然后用中指尖点迎香穴，先用力点住该穴，使之有酸胀感，再慢慢揉动该穴数十次。点迎香穴后，鼻子有通气畅快的感觉。

擦颈：用两手掌擦颈部两侧，主要以手指的掌面着力，向后擦动要快，向前擦动要较慢而用力，来回擦动数十次，使皮肤发热为止。

感冒搓耳好得快

耳朵上的穴位与我们全身血脉相连。常常搓耳朵，尤其是耳朵上的痛点，能够疏通经络，使气血运行通畅，脏腑得到调理。

利用耳穴保健简单易行，只要记住这一招——搓耳轮即可。对于全身而言，耳轮相当于我们的“肺卫”功能。“肺卫”可以保护人体免受风寒侵袭。在感冒初起，鼻塞、流涕、打喷嚏时，搓搓耳轮还能祛除风邪，加速身体恢复。

具体方法：拇指、食指指腹相对，捏住耳轮，或用拇指和弯曲的食指侧面夹住耳轮，从上至下或从下至上搓揉，下至下耳根或耳垂，上至上耳根，每天 3 ~ 5 分钟，搓揉至耳轮乃至整个耳郭发红、微烫，自觉耳郭发热为佳。

点揉风池防感冒

风池穴在枕骨之下，与风府穴相平。取穴时，用双手掌心贴住耳朵，十指自然张开抱头，食指能触及的凹陷处即为风池穴。用两手食指点住风池穴，用指腹用力揉动 50 次。这样能起到清热、疏风、解表的作用，可以预防感冒。

喝药茶防治感冒

橘皮饮。鲜橘皮 50 克，糖适量，开水冲泡代茶饮。

贯众茶。贯众、紫苏、荆芥各 10 克，甘草 3 克。贯众茶适用于预防流行性感冒。

姜枣茶。用大枣 10 枚、生姜 5 片煎茶，每晚服用 1 次，能起到增强人体抗寒能力、减少感冒及其他疾病的作用。

8 个妙招轻松躲过感冒

冷水浴面。每天洗脸时要用冷水，用手掬一捧水洗鼻孔，即用鼻孔吸入少许水再擤出，反复多次。

盐水漱口。每日早晚餐后用淡盐水漱口，清除口腔病菌。在流感流行时更应注意盐水漱口。

热水泡脚。每晚用较热水泡脚 15 分钟，水量要没过脚面，泡后双脚要发红，可预防感冒。

生吃大葱。生吃大葱时，可将油烧热浇在切细的葱丝上，再与豆腐等凉拌吃，可以预防感冒。

按摩鼻沟。两手对搓，掌心热后按摩迎香穴10余次，可预防感冒及在感冒后减轻鼻塞症状。

勤洗手。经常洗手的人能远离感冒。另外，不要养成揉鼻子、抠鼻孔的坏习惯。

多喝水。大量的水可以将病毒从身体中带走，防止脱水症。

有氧运动。每天进行30 ~ 45分钟的有氧锻炼，可增强人体抵御感冒的能力，避免患上呼吸道传染病。

治感冒的6个经典方

桂枝汤。症状：出汗恶风、发热，伴全身肌肉酸痛，胃口差。方药：桂枝、白芍、炙甘草各10克，生姜2片，红枣10枚，水煎服。服药后可喝点粥，使身体微出汗效果更好。

麻黄汤。症状：恶寒发热，无汗，伴周身关节疼痛。方药：麻黄、杏仁各5克，桂枝、炙甘草各10克，水煎服。

葛根汤。症状：头痛恶风，伴后项痛、周身肌肉酸痛、喉咙痛，口渴。方药：葛根 15 克，桂枝、白芍、炙甘草各 10 克，麻黄 5 克，大枣 10 枚，生姜 2 片，水煎服。

大青龙汤。症状：发热无汗，咳吐浊痰，自觉体外怕冷、体内发热，伴周身疼痛，口渴，胃口差。方药：麻黄、杏仁、炙甘草各 10 克，桂枝 15 克，生姜 2 片，大枣 10 枚，水煎服。

小青龙汤。症状：咳吐清白痰，自觉非常冷，无汗，伴周身疼痛，胃口差，喉咙中时常觉得痒痒的想咳嗽。方药：麻黄、白芍、五味子、炙甘草、半夏各 10 克，干姜、细辛各 5 克，桂枝 15 克，水煎服。

金银花汤。症状：发热无力，咽喉疼痛，口渴，胃口差。方药：金银花 15 克，竹叶 9 克，桑叶 6 克，甘蔗 100 克，白糖 20 克，白萝卜 120 克，水煎服。

5 个妙招缓解感冒鼻塞

生姜水泡脚。使用生姜水泡脚能够促进全身的血液循环，提高身体的免疫力以及抵抗力。方中生姜能够有效地扩张血管，促进了身体毛孔的张开，具有散寒祛风的功效。

小葱老姜汤。把老生姜洗干净，去皮切成片，香葱切碎，一起放在锅里面加水煎至小半碗水，再过滤渣取出汁，加入少量的红糖调拌均匀即可。此方法具有散寒通阳以及发汗解表的功效，特别适合于风寒感冒所引起的鼻塞以及咳嗽。

按摩迎香穴。迎香穴在鼻翼外缘，每天使用双手的食指和中指来进行按摩，可以快速缓解鼻塞。另外也可以倒杯热开水，利用热开水的水蒸气来熏一熏鼻腔，能让鼻子快速通气。

生姜梨汤。把梨、生姜全部洗干净，切成片后一起放在锅里面，加入两碗水，大火煮开之后再用小火煎15 分钟，最后再放入红糖调拌均匀。此方法具有止咳化痰的功效，能够辅助治疗感冒所引起的鼻塞、咳嗽。

白菜姜葱汤　把白菜的根和茎洗干净切碎，一起和生姜、葱白放在锅里面加入水煎煮，过滤渣取汁。此方法具有止咳化痰以及辛温解表的功效，可以辅助治疗感冒所引起的流鼻涕、咳嗽。

紫苏煎水治风寒感冒

紫苏药食两用，有解表散寒、行气宽中之功。对于风寒感冒症状较轻的患者，可以单用紫苏叶煎水服用，疗效明显。由于紫苏叶发汗、解表、散寒力较缓和，对于症状较重的患者来说，则需要与生姜、藿香等其他解表药一同使用。

因紫苏外能解表散寒，内能化痰止咳，故风寒症见胸脘满闷、恶心呕逆，或咳喘痰多者，较为适宜。

风寒感冒初起时刮痧有奇效

轻度和初期的风寒感冒，此时风寒刚刚入里，易于“刮”出，效果最明显。

先将生姜、葱白各20克捣烂如泥，用纱布包裹备用。患者取坐位或俯卧位，操作者先用生姜、葱白泥在患者前额、太阳穴涂擦，再擦背部脊椎两侧，最后是肘窝、腘窝，用适当的刮痧器具刮至皮肤潮红。生姜和葱白都有发汗解热的功效，可以明显提升刮痧的效果。如伴有恶心者，还可刮胸部、腹部等部位。刮痧后，微微出汗效果最佳。

但是，刮痧需要注意以下几点：首先，应选用正确的刮痧器具，尽量选取边缘钝而圆滑的器具，如牛角梳子背脊、瓷汤匙、刮痧板等，其厚度要适中，太厚刮不到痧，太薄易伤皮肤；其次，刮痧板应与皮肤成 90 度角，垂直下压，单方向刮，不要来回刮，力道由轻渐重，每处刮 3 ～ 5 分钟即可；最后，刮痧前要涂抹润滑剂，一般常用的食用植物油即可作为润滑剂，如麻油、菜籽油、花生油、豆油等，清水和按摩乳也可以。

风寒感冒外治法

生麻黄 70 克，荆芥、防风、葛根、桑叶、菊花、桑白皮、桂枝各 50 克，黄芩、细辛各 25 克。

先将上述药物放到锅里，加入 1500 毫升水，煎煮 20 分钟后，将煎液倒进盆里，余下的药渣加水继续煎煮。先用首煎药液蒸汽熏脚，等温度合适后再泡脚。为保持药水温度可以随时加入二煎药液，每次 20 ～ 30 分钟，若药液能没过小腿更好。药液可重复使用，只需加热即可。

热敷胸口缓解老慢支症状

慢性支气管炎，俗称“老慢支”，患者咳嗽、咳痰长年不愈，严重影响其生活质量。临床治疗老慢支除用药物控制症状外，并没有行之有效的方法，而胸部热敷却可改善老慢支的咳嗽、咳痰症状。

热敷方法为：每晚在临睡前，将热水袋放在胸部正中，也可以向腋下转移。夏天气温较高，热水温度控制在 30 ~ 40℃，冬天则可以把开水直接倒入热水袋中，不宜过多，大约占热水袋的三分之一，以免胸部受压喘不过气。热敷时间夏天和冬天都应根据自身情况可长可短。

热敷可以使气管、支气管、肺部毛细血管在热的传导下，加快血液循环，腺体分泌减少，使呼吸道畅通，有利于痰液排出，炎症消退，从而改善老慢支的临床症状。

常蒸桑拿有助于预防肺炎

研究显示，如果每周至少蒸 2 次桑拿，患肺炎等有可能致命的传染病发病率就会明显下降。同时，桑拿还能降低哮喘及其他胸部疾病的发病率。

研究人员对1935名、年龄介于42岁至61岁的男性进行了长达25年的跟踪调查，记录了这些人蒸桑拿的次数，然后记录他们在随后25年间因严重哮喘发作、胸部感染引发肺炎以及慢阻肺引起并发症而入院的次数。

结果显示，共有379人在此期间因呼吸道疾病而入院治疗，与那些很少或从不蒸桑拿的人相比，每周蒸2～3次桑拿的人发病率下降了27%。每周蒸至少4次桑拿的人患肺炎的概率减少了41%。

虽然目前还不清楚桑拿为何对呼吸道疾病有如此大的影响，但从理论上讲，桑拿产生的热量缓解了气道阻塞。不过，医生建议，并不是人人都适合蒸桑拿，包括近期心脏病发作或有低血压倾向的人。

两款食疗方清肺润肺

茯苓柚子饮。柚子肉中含有非常丰富的提高免疫力、降低胆固醇的物质维生素C以及类胰岛素成分铬，能辅助降血糖、降血脂。茯苓具有利水祛湿、健运脾肺、宁心安神的功效。柚子外皮加肉切成小丁，茯苓6克，材料整理干净备用，锅内加入冷水，把柚子丁和茯苓放入，用小火煎煮到出汁，滤去废渣，倒入杯中，加冰糖调匀（糖尿病人不加），即可饮用。

香蕉银耳莲子汤。香蕉含有维生素A，能提高机体免疫力。银耳益气清肠，滋阴润肺，强心安神，其中的多糖成分可以提高机体对强刺激的耐受力。干银耳泡水2小时，鲜莲子剥壳，若用干莲子则泡水2小时，香蕉切小片。将所有材料放入锅中，小火慢煮半小时。

中医护肺抗霾方

近年，雾霾天气增多，在影响出行的同时，也最易伤及人的肺脏，使人出现咳嗽、鼻塞等症状。推荐一款"宣肺抗霾解毒方"，能够在雾霾天里扶正祛邪，起到利鼻喉、护心肺、解毒邪的作用。

当感觉呼吸稍有不适时，可服用小方：升麻2克，赤芍3克，党参3克，桔梗3克，葛根3克，甘草2克，丹参3克，生姜2片（后下），每日1剂，用水煎煮，分2次服。连服3日，症状可有所缓解。

当感觉鼻子和咽喉不适、呼吸不畅、胸闷不适、喉痒咳嗽时，可服用大方：升麻6克，赤芍6克，党参6克，桔梗6克，葛根6克，甘草3克，丹参6克，生姜5片（后下），每日1剂，用水煎煮，分3次服。连服2日即可。当出现发热、恶寒、出汗时，可在上述大方基础上去掉生姜，加黄芩6克、薄荷5克（后下），用水煎服，儿童用量可酌情减半。

方中升麻、葛根、党参3味药温凉相配，能够扶正祛邪，疏通鼻喉；桔梗、甘草两味药可利肺驱邪，化痰消肿；赤芍、丹参可益心定志，散瘀排毒；生姜、桔梗则是“引经之药”，能引导各药药效上达至胸膈，帮助疏利鼻喉，排出雾霾邪毒。雾霾天有上述不适症状者，可以参考此方，建议在医师指导下服用。

自制膏方清肺润肺

空气不佳，五花八门的“清肺”食谱纷纷登场。专家建议，所谓“清肺”也就是清热、利湿、解毒，可以在茶水里加点罗汉果，它是清咽利肺、止咳化痰的良药。一般一个罗汉果可以冲泡四五次，而最好是在吃完午饭后喝。由于清晨的雾气最浓，人体在上午吸入的灰尘杂质比较多，午后喝就能及时清肺。雾天的饮食宜选择清淡易消化且富含维生素的食物，要多饮水，多吃新鲜蔬菜和水果，不仅能补充维生素和无机盐，还能起到润肺除燥、祛痰止咳、健脾补肾的作用。

专家还介绍了几款可以在家自制的补益肺肾、养阴润肺的“膏方”，可以在医生指导下根据自身体质服用。

枇杷叶膏。枇杷叶 200 克，瓜蒌皮 80 克，麦冬 80 克，白糖 500 克。用水把枇杷叶、瓜蒌皮、麦冬用水煎煮、取汁，加白糖和匀，文火浓缩收膏。每次 1 匙，每日 3 次，适用于咳嗽多痰、咽痛音哑等。

川麦雪梨膏。川贝母、细百合、款冬花各 15 克，麦门冬 25 克，雪梨 1 千克，蔗糖适量。将雪梨榨汁，梨渣同药材煎煮 2 次，每次 2 小时，汁液合并，兑入梨汁，文火浓缩后放入蔗糖 400 克，煮沸即可。每次 15 克，每日 2 次，用温开水冲服或者调入粥中食用。可清肺润喉，生津利咽。

百合麦冬膏。百合、麦冬 80 克，蜂蜜适量。将百合、麦冬水煎取汁，共煎 3 次，把液体合并，文火浓缩，加入等量蜂蜜，煮沸。每次 20 毫升，每日 2 次，温开水冲服。

可润肺止咳，适用于肺燥干咳。

气管炎药膳两则

冬季是慢性气管炎、肺心病等的多发季节，发作期间除西医的药物治疗外，配合药膳可取得明显效果。

银耳鸽蛋汤。配方：干银耳25克，鸽蛋10个，冰糖125克。制作：银耳水发后去除杂质，漂洗干净，摘成小片，倒入洁净的锅中加水2500毫升，置旺火上烧沸后改小火继续炖煮2小时，至银耳熟烂汁稠待用。在10个酒盅里抹上猪油，然后将鸽蛋分别打入。每盅1个，上笼文火蒸3分钟左右即可出笼，将鸽蛋起出放在清水中漂起待用。将银耳羹烧开，放入冰糖，待溶化后去掉浮沫，把鸽蛋下入锅内，同煮开，起锅即成。功效：用于阴虚肺燥的干咳、久咳、肠燥便秘以及病后阴虚体弱的病人。

桂花核桃冻。配方：石花菜15克，核桃仁250克，糖桂花少许，波罗蜜适量，奶油100克。制作：核桃仁加水磨成浆。锅洗净后放冷水250克，石花菜置火上烧至熔化，加入白糖搅匀。将桃仁浆和石花菜、白糖汁混合搅匀后，再放入奶油和匀，置火上加热至沸，出锅倒入铝盒中，待冷后再放冰箱冻结，用刀划成菱块放入盘中，撒上桂花，淋上波罗蜜，再浇上冷甜汤即成。功效：补肺定喘，润肠通便，用于肺虚久咳、气喘、便秘、口干、肺气肿等。

护咽利喉膳食方

北风一刮，常常让人感觉到咽喉干涩不舒服。这个季节做好咽喉保健，可以减少不适。专家提供了5款护咽利喉膳食方。

利咽茶。用菊花10克、胖大海10克、麦冬10克、木蝴蝶10克、生甘草6克泡水代茶饮，每日数次。可清热利咽，适用于急慢性咽喉炎、咽痛、咽干者。

罗汉果茶。罗汉果1个，乌梅1个。罗汉果切碎，入乌梅，用沸水冲泡10分钟后，每日饮数次。可清肺润喉，适用于慢性咽炎、咽痛、咽干、咽痒等症。

百合绿豆汤。百合20克，绿豆50克，冰糖适量。将百合、绿豆加清水适量煮熟，加入冰糖饮服，每日1剂。有清热润肺、养阴生津之效。

橄榄芦根茶。青果（橄榄）4枚，芦根30克，加入清水两碗半煎至一碗，去渣代茶饮。适用于慢性咽喉炎、咽干声嘶者。

无花果瘦肉汤。无花果4个，猪瘦肉250克，煮汤调味服食。适用于阴虚肺燥、咽喉部干痛者。

咽喉肿痛喝罗汉夏枯茶

罗汉果1个，夏枯草15克，将罗汉果与夏枯草一同入砂锅水煎取汁，反复煎煮3次，将药汁合并后，加入红糖适量拌匀饮用。

罗汉果味甘、酸，性凉，有清热凉血、生津止咳、润肺化痰等功效，可用于治疗痰热咳嗽、咽喉肿痛、大便秘结、消渴烦躁等症状。

罗汉果为卫生部首批公布的药食两用名贵中药材，其所含罗汉果甜甙比蔗糖还甜，且不产生热量，是蔗糖的良好替代品。现代医学证明，罗汉果对支气管炎、咽喉炎、百日咳等有显著疗效。夏枯草，味辛、苦，性寒，归肝、胆经，具有清肝泻火、明目、散结消肿之功效，可用于目赤肿痛、头痛眩晕、乳房胀痛等。两者合用煎服，具有清肺化痰的功效，对肺热、肝火犯肺导致的咽喉痛、咳嗽、咯痰有良好效果。

要注意两点：一是这两味药药性寒凉，脾胃寒弱者慎用；二是两味药均具有清热作用，肺气虚寒者不宜服用。

苦丁茶治咽炎

早晨起床后，很多人会感觉嗓子里堵着什么，用力咳出点痰来才舒服；刷牙的时候，经常觉得恶心……这些都是慢性咽炎的表现，是咽黏膜及周围淋巴组织发生的慢性炎症，在人群中极为多见，且有逐年上升的趋势。中医认为，咽炎多由肺肾阴亏、津液不足、水亏不能制火而虚火上炎所致。这类患者可以试试苦丁茶。

将 3 ~ 10 克苦丁煎汤或开水冲泡，放凉后加入 1 汤匙蜂蜜搅拌均匀。每次含漱 2 ~ 3 分钟后咽下，每天数次，5 ~ 7 天为 1 个疗程。苦丁茶味苦微甘，性寒，入肝、胆、胃经，有散风热、清头目、除烦渴、止泻痢、疗便血等功效。苦丁茶比一般茶叶苦，但苦中寓甘，先苦后甜，非一般茶叶可比。经常上火、口干、便秘者，患有高血压、高血脂、高血糖、慢性胆囊炎、慢性泌尿系统炎症的人，喝苦丁茶很有好处。苦丁茶兼具保健和消炎作用，能滋润口腔，产生清凉感，达到止痛效果。蜂蜜有较好的抗菌消炎、收敛解毒、祛瘀止痛等功效。因此，苦丁茶治疗急慢性咽炎效果良好。

需要注意的是，由于苦丁茶性寒，体质虚寒的中老年人、慢性肠胃炎患者、风寒感冒患者以及经期妇女、孕产妇忌服。

西兰花缓解哮喘

最新研究发现，每天吃一两份清蒸西兰花是缓解哮喘的全新食疗法。西兰花及其他十字花科蔬菜中所含的萝卜硫素有助于抗击导致哮喘的呼吸道感染。新研究通过实验室检测发现，常吃甘蓝、卷心菜、花菜、白菜等十字花科蔬菜可减少甚至逆转肺部损伤。西兰花富含维生素A、维生素C、维生素B_6、铁、钙及膳食纤维，脂肪含量为零，且含有大量抗氧化剂，具有抗癌性。专家指出，这项新研究为哮喘治疗效果不理想的患者提供了新方法。但专家提醒，此研究尚处实验阶段，哮喘发作或出现严重呼吸道疾病时，患者必须遵医嘱接受正规治疗。

哮喘患者的药膳妙方

双杏全肺汤。银杏（白果）15 克，甜杏仁 30 克，猪肺 1 只（300 克左右），黄酒、盐适量。将白果去壳、衣，打碎，甜杏仁洗净打碎，与白果放在一起，加黄酒湿润备用。猪肺洗净后，将白果仁、甜杏仁塞入气管内，将气管扎紧，放入砂锅，加黄酒、盐，炖至熟烂，切片食用，每日 2 ~ 3 次，可供 6 次食用。

白果味甘、苦、涩，性平，可敛肺气，定喘嗽；甜杏仁可止咳下气；猪肺味甘，性平，入肺经，《本草纲目》称之为补肺气止咳的佳品。三者配伍，加强了补肺通气、定喘宁咳、灭菌消痰之功效，对于久病肺虚喘咳有一定疗效。注意白果有小毒，每次食 3 ~ 5 个即可，勿过量。

茯苓大枣杏仁粥。茯苓 15 克，大枣 10 克，甜杏仁（研碎）25 克，粳米 60 克。以上诸料洗净共入锅中，慢火煮粥。

茯苓利尿祛湿健脾，大枣补气健脾，杏仁润肺止咳，粳米补中益气。湿去脾健，脾健则痰不易生，从而达到治疗目的。本品对于四肢水肿、便溏、乏力的哮喘患者尤为适宜。

核桃骨脂胶冻。核桃仁 250 克，补骨脂 35 克，石花菜 15 克，糖桂花、白糖适量。将补骨脂加水煎汁，去渣，再将核桃仁加部分煎汁磨浆。石花菜加煎汁在锅中烧至溶化，加白糖搅匀，把磨好的核桃仁浆放入搅匀，加热至沸。出锅倒入餐盒中，冷后入冰箱冻结后撒上糖桂花，切块食用。

核桃仁甘温，可补肾养血，润肺纳气定喘；补骨脂性温，味辛、苦，可补火温阳，温肾纳气而平喘咳。石花菜胶黏成冻，桂花及糖可调味。本品对肺肾寒喘咳有一定效果。

丝瓜鸡汤治哮喘

生姜 3 两切片，干丝瓜瓤 2 钱，生乌鸡 1 只。将乌鸡洗净，把生姜片和丝瓜瓤放在掏空的鸡肚子里，再将鸡肚子用线扎上，放入锅中加水武火煮开，然后用文火炖 1 个小时。食用前，可以适当加入少量香油、盐。要求成年患者在 3 天内将整只乌鸡连同鸡汤吃完，未成年患者在 5 天内将乌鸡连肉带汤吃完。严重患者按照此方吃 3 只乌鸡后，病情可有所减轻，病情较轻者食用 1 只即可。需要提醒的是，服用期间需要忌辛辣食物、韭菜和羊肉。

中医认为，丝瓜味甘、性凉，入肝、胃经，有祛风化痰、通经络、行血脉等功效。尤其是丝瓜能祛风化痰，对哮喘有很好的疗效。乌鸡对人体具有特殊的滋补作用，而且胆固醇含量较低。《本草纲目》中指出，乌鸡用以补虚劳体弱，可治疗各种虚弱杂症。

最新医学研究表明，生姜成分可以有效松弛呼吸道的平滑肌肌肉，使患者肌肉更松弛，呼吸更顺畅。

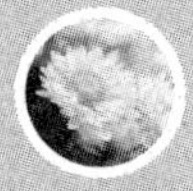

第二章 分泌系统

桑黄灵芝煮水治甲状腺结节

现在很多人查出有甲状腺结节，除了必要的治疗外，有一个食疗方可以供大家参考：桑黄 20 克，赤芝 15 克，青芝 15 克。煎服，同时按说明书服用小金丸或逍遥丸。

6 款常用食疗方治甲亢

佛手粥。柴胡、佛手各 9 克，郁金 15 克，用适量水煎汁去渣后，加入粳米 60 克、红糖适量煮成粥。每日 1 剂，服 10 ~ 15 天，能疏肝清热，适用于抑郁患者。

青柿子膏。青柿子 1 千克，去柄洗净，捣烂并绞成汁，放锅中煎煮至黏稠，加入蜂蜜煎至黏稠时，离火冷却。每日 2 次，每次 1 汤匙，以沸水冲服，服 10 ~ 15 天。此膏以清热泻火为主，用于烦躁不安、性急易怒、面部烘热者。

酸枣仁饮。炒酸枣仁 15 克，百合 15 克，莲子心 3 克，加水煮沸 5 ~ 8 分钟后饮用。适用于甲亢患者阴虚火旺、心烦不寐者。

芋头马蹄饼。马蹄 50 克去皮切细，然后与芋头粉

100 克加水拌匀，制成饼，烤熟食用。适用于甲亢甲状腺肿大患者，能化痰利湿。

复方夏枯草膏。夏枯草 100 克，沙参、麦冬、生地黄、元参各 30 克，洗净，共煎 2 次，取汁 500 毫升，加白蜜 100 毫升炼膏。每次服用 20 毫升，每日 3 次，20 天为 1 个疗程。适用于甲亢、甲状腺肿大患者，能养阴清热，化痰散结。

健脾五味粥。白扁豆、薏米、山药各 30 克，莲子、芡实各 15 克，加适量水煮粥。适用于有便溏、体倦乏力的甲亢患者等。

淡菜红花汤治甲亢

淡菜 100 克，红花 10 克。把泡发的淡菜煮熟，再加入红花一起再煮 20 分钟，调味后即可食用，佐餐食用。化痰软坚，活血化瘀。

郁金丹参海藻糖浆治甲亢

郁金 90 克，丹参、海藻各 150 克，加入 1000 毫升的水，煎煮浓缩至300毫升，加红糖适量，置于阴凉通风处储存，每日2次，每次15毫升。活血化瘀，理气消坚。

红花橘皮紫菜汤治甲亢

红花1 0克，橘皮50克，紫菜1 0克，加水后一起煮15分钟，调味食用，佐餐食用。行气活血，化痰软坚。

凉拌白绿三丝治甲亢

海带、白萝卜各200克，粉丝100克。先将海带、白萝卜切丝，海带丝、粉丝一起用水煮熟后，与白萝卜丝一起加作料搅拌后，佐餐食用。理气化痰，散结。

紫菜萝卜汤治甲亢

紫菜5克，白萝卜250克，鲜橘皮1片，白萝卜切片，橘皮切丝，一起煮上20分钟后，加入紫菜调味，佐餐食用。疏肝理气，解郁化痰。

湿敷法治甲亢

黄药子、生大黄各30克，全蝎、僵蚕、土鳖虫各10克，蚤休15克，明矾5克，蜈蚣5条，一起研磨成粉末，用醋和酒各半调成药膏，并保持湿润，每料药可用3日，7天为1个疗程。

熏洗法治甲亢

蒲公英60克，熬成2碗汤剂，温服1碗，剩下1碗趁热熏洗，每日1次。此方用于治疗甲亢手术后突眼加重症，效果绝佳。

3款茶疗方治糖尿病

糖尿病应用茶疗，有利于消除症状，恢复健康。下面介绍3款茶疗方：

方一：丝瓜200克洗净切成薄片，盐少许，水适量，煮成汤，茶叶5克用开水冲泡滤汁，兑入丝瓜汤，温热时饮用，每日2次。

方二：糯米 100 克，加水适量煮成汤；红茶 2 克用开水冲泡滤汁，兑入糯米汤。趁温热时服食。每日早晚各 1 次，1 个月为 1 个疗程。

方三：鲜玉米须 100 克，加水 500 毫升，煎沸 5 分钟，加入绿茶 2 克浸泡，取其汁分 3 次饮用，每日 1 ~ 2 剂。

糙米有助于预防糖尿病

一项最新研究发现，糙米中含量丰富的“γ－谷维素”能够调节胰腺“β 细胞”，帮助胰腺功能恢复正常，从而起到预防糖尿病或减轻糖尿病症状的作用。

喝醋蛋液治糖尿病

醋蛋液的泡制方法：取新鲜鸡蛋 1 枚，洗净外皮，拭干水分，放入广口玻璃瓶中。倒入 180 毫升 9 度米醋（据调查市场上现有两种 9 度米醋，一种是带色的，内含白砂糖，糖尿病患者最好不要用。另一种是白色的，无糖，糖尿病患用这种最好）。36 小时后蛋壳变软，用筷子挑破蛋壳，搅匀，即成醋蛋液。每日早晨舀取 10 ~ 15 毫升醋蛋液，兑 3 倍冷开水，空腹喝下。每只蛋液可喝十几天。快喝完的前两天，如法炮制另一瓶，长期服用，必有奇效。

醋泡葱蒜有助于治疗糖尿病

具体方法：将 500 克洋葱剥去外皮洗净，切成薄片，放在微波炉里加热 2 ~ 3 分钟，取出后，加入 600 毫升醋，再放入冰箱，第二天即可食用。每天 1 次，每次不超过 50 克。

中医认为，洋葱具有健胃消食、平肝润肠、祛痰利尿等多种功效。特别是醋泡洋葱，是一道养生佳品，不仅非常适合“三高”人群食用，还具有延缓衰老的作用。现代药理研究表明，醋泡洋葱具有杀菌、治疗感冒鼻塞、降低血糖的功效。

淮山药降糖茶

糖尿病也是老人常见疾病之一，平时除了要注意控制糖分的摄入量，还要适当喝点降糖茶。取淮山药、天花粉各 9 克，枸杞子 10 克。将淮山药研碎，和天花粉、枸杞子一同放入搪瓷锅中，加入适量的水，用文火煎煮 10 分钟，去渣取汁饮用。这款茶饮除了可以降低血糖，还能滋补肝肾，益气生津，促进肝细胞新生。

7 种降糖食物可治糖尿病

饮食疗法是治疗糖尿病的“基石”，较为简单方便。以下是餐桌上常见的降糖食物：

南瓜。南瓜富含多种维生素，是一种高纤维食品，能明显延缓葡萄糖在肠道的吸收。一般多选取鲜南瓜早晚煮熟服用或用南瓜粉每天 30 克，或用南瓜 100 克、天花粉 30 克，加水 1000 毫升，水煎早晚各 1 次分服。

冬瓜。本品性味甘、寒，有清热止渴之功，治久病津液枯竭、口舌干燥、消渴不止。一般多用冬瓜煎剂，或用冬瓜 250 克、玉米须 30 克，水煎分次服，或用鲜冬瓜捣汁服用。

苦瓜。苦瓜有类似胰岛素的生物活性，已广泛用于糖尿病的治疗。可将鲜苦瓜晒干研粉，每次 5 克，每日 3 次，温水送服；也可用苦瓜 30 克，水煎代茶频服。

西瓜皮。本品性味甘、寒，有生津止渴、除烦清热之功，止渴之功尤甚。可取西瓜皮100克水煎代茶饮，或用鲜西瓜皮30克，冬瓜皮、天花粉各15克，水煎服，每日1剂。

山药。有健脾补肺、固肾益精之功，适用于脾胃虚弱、倦怠乏力、肌肉消瘦、小便频数、口渴引饮等症状。可将山药研为细末，煮粥服食，或取山药、黄芪各30克，水煎服。津亏内热者，可取山药30克、黄连5克，水煎常服。

萝卜。本品性味甘、寒，有生津止渴、消食导滞之功。亦可用鲜萝卜250克，切细同大米50克煮粥食用。

菠菜。本品性味甘、凉，有养血止血、滋阴润燥之功，对糖尿病合并皮肤感染、疖肿较为适宜。可凉拌，炒吃，或做汤；也可用鲜菠菜根茎60～120克，干鸡内金15克，水煎饮服。

吃点紫菜有助于治疗糖尿病

紫菜自古是理想的营养佳品之一，不仅含有丰富的蛋白质、碳水化合物，并且含有大量的维生素和矿物质，有“营养宝库”的美称。紫菜是一种不产生热能的多糖类食物。研究表明，其中的紫菜多糖具有增强免疫功能、抗衰老、抑制血栓形成等作用；紫菜中还有大量的碘成分能够预防甲状腺肿大。因此，紫菜被广泛用于日常生活饮食之中。

此外，紫菜对血糖的作用也是研究热点。有专家认为紫菜中的钙能将分泌胰岛素的信息传达给胰脏 β 细胞，当体内的钙达到一定水平，血糖升高时，胰岛素就会分泌，降低血糖。同时，紫菜中的镁可以促进胰岛素分泌，防止胰岛素抵抗。紫菜属于可溶性纤维食物，能够延缓胃排空时间，使人有饱腹感，减轻饥饿症状，减慢糖类在肠道中的吸收。因此，长期食用可以起到辅助降糖的效果，从而减少胰岛素或口服降糖药物用量。

糖尿病在中医被称为“消渴”。中医认为消渴的基本病机是阴虚燥热，治疗上以养阴生津、清热润燥为基本原则，同时，根据肺胃脾肾的病位不同，采用润肺、养胃、健脾、滋肾的方法。紫菜性寒、味甘咸，具有化痰软坚、清热利水、补肾养心的功效，对于阴虚为本、燥热为标的 2 型糖尿病患者尤为适用，可作为一味食疗方。

4款食疗方治糖尿病

方一：大公鸡1只，去掉内脏加陈醋60毫升，不加油盐，烧熟吃下，每隔3天吃1只，连吃3只特效。

方二：枸杞子15粒，黑豆和黄豆各15粒，大枣和花生仁各7个，核桃仁和鸡蛋各2个，用1000毫升水煮，煮到300毫升时，黄、黑豆与鸡蛋熟后，早晨食服。1个月为1个疗程，长期服用更佳。

方三：用绿豆壳熬水当茶饮，口渴就喝，每次1～2杯，再用水煮南瓜，每日吃250克南瓜，可逐步缓解。

方四：250克以上的活鲫鱼1条，绿茶100克。鲫鱼杀后去肠洗净，将绿茶放入鱼肚里，不放任何调料，用微波炉专用器皿蒸约5分钟，每天1次食用。

独参汤治糖尿病

配生晒参、红参、西洋参（任选其中一味）。每天用2～6克，加热水100毫升，隔水炖2小时。温服，药渣可同时嚼碎服下。用治气阴两虚、尿糖、血糖明显异常之糖尿病。

番薯叶白瓜汤治糖尿病

番薯叶150克，冬瓜（连皮）200克。将番薯和冬瓜加水500毫升，煮至冬瓜酥烂。分1～2次服，适用于糖尿病。

田螺黄酒汤治糖尿病

大田螺10个,黄酒100毫升。田螺用清水静养2～3日，取净肉洗干净，放于砂锅里，注入黄酒与清水100毫升，煮开后，加入姜丝与精盐，转用小火煮到熟透，下味精，淋香油，分1～2回趁热食螺肉喝汤。适用于糖尿病患者。

白瓜子麦冬汤治糖尿病

白瓜子30克，麦门冬10～15克，黄连5克。用水煎服。用治消渴喝水不止、小便频多之糖尿病患者。

玉米缨子水治糖尿病

取玉米缨子 1 ～ 2 两，放入药锅内加水煎煮，日服 3 次，每次两小茶杯，不用忌口，连服疗效显著。玉米缨子即玉米的雌花。长在玉米棒子前端的红黄颜色的丝状物，俗称苞米胡子、苞米须子。可在玉米将收时去田间采摘，洗净，晒干备用。

洋葱葡萄酒治糖尿病

拳头大洋葱 1 个，平均分成 8 份，浸泡于 500 ～ 750 毫升葡萄酒内，8 天后，每日喝酒 50 ～ 100 毫升，吃洋葱 1 份，8 天吃完。

核桃鸡蛋木耳羹治糖尿病

核桃 2 个，鸡蛋 2 个（最好是红皮的），木耳 2 朵，把核桃、木耳切碎，把鸡蛋打入碗中，加入适量的水，搅拌均匀，再放入切碎的核桃木耳拌匀，不放任何佐料，上锅蒸熟。每天早晨空腹 1 次吃下。

猪胰子治糖尿病

将整条猪胰子一分为二，取其一，切成薄片，加山药 50 克（也切成薄片，干鲜山药均可），放在一起煮汤，20 分钟后取下，放凉即可服用（不加任何佐料和盐）。汤白色如大米汤，微腥，日服 1 次，每次半碗。投 1 次料可煮 2 ～ 3 次，连服 1 ～ 3 个月。

嫩柳枝条煮水治糖尿病

从柳枝条第一个叶数起，至第七个叶处剪下，洗净入砂锅煮水，开锅后用文火煮 15 分钟，取汁，每天早晨空腹喝下，连服 7 天，能把叶子吃掉最好。服后躺下休息 15 分钟。

元参治糖尿病

元参 90 克，麦冬 90 克，熟地 90 克，黄芪 90 克，云苓 15 克，栀子 15 克，花粉 15 克，山萸肉 30 克，豆豉 45 克，知母 30 克。水煎服。每剂煎 3 次，将 3 次药汁混合搅匀，分早、中、晚饭后各服 1 次。

根据病症，在此方基础上可适当加减。属上消烦渴多饮者，加生石膏 50 克；属中消多食善饥者，加芒硝 8 克；属下消尿多似脂膏者，加龙骨 15 克、牡蛎 15 克；失眠多梦者，加炒枣仁 15 克；尿频者，加黄檗 9 克、肉桂 6 克。

外敷神阙穴治糖尿病

鲜牛胆 1 个，荞麦面 20 克，胆汁入面，拌湿为度，然后用纱布包住，敷于神阙穴上，外用胶布粘牢，每帖敷 3 天，连敷 3 个月。重度患者可同时服用菟丝子，方法是：取菟丝子 500 克，拣净，洗净后控干水分，趁润捣之，焙干，再研为细末。每日服 2 ~ 3 次，每次 5 克。（注：神阙穴即肚脐。）

食枸杞对糖尿病有良效

将枸杞子洗净蒸熟，每日 3 次，每次嚼食 3 克，对糖尿病血脂高、视力不佳者有改善作用。

黑豆治疗糖尿病

黑豆30克，黄精30克，蜂蜜10克。把黑豆、黄精洗净，去杂质，一起入锅中，加入清水1500毫升。浸泡10分钟，再用小火慢炖2小时，离火后加入蜂蜜搅匀即可。每日1剂，当点心食用，日服2次，每次1小瓶，喝汤吃豆。

苦瓜汁辅助治疗糖尿病

取新鲜苦瓜适量，洗净，晾干，切碎，分别取汁，用干净瓶子装好。每日早晚空腹服1～2汤匙苦瓜汁。连续服用2～3个月。

藕汁治糖尿病

藕汁性凉，有抑制尿糖和生津止渴的功能。患者常喝藕汁可控制病情发展。服用方法：将藕榨汁半茶杯，开水冲饮。早晚各1次。如有热象，用中药天花粉15克煎水半碗冲入藕汁同服。

马尾松树皮缓解糖尿病

用马尾松树皮第二层皮（嫩皮）两指宽，长 6 厘米左右，与猪精瘦肉 100 克，同放于碗内，加水少许，放在锅内蒸熟（不要放盐和任何调料），然后将肉和汤全部吃完，连续服用 3 ～ 5 次，隔天 1 次即可。

活鲫鱼治疗糖尿病

鲫鱼 500 克，绿茶 100 克。将鱼去肠杂洗净，把绿茶塞入鱼腹内，置盆中上锅清蒸，不加食盐，熟后食用，每日 1 次。适用于各型糖尿病患者。

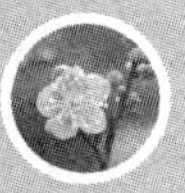

第四章 神经系统

做健身操防痴呆

老年痴呆症主要是由于大脑萎缩、动脉硬化而引起，60 岁以上的人易发病。下面介绍一套防治痴呆的健身操。

双脚分立，比肩稍宽，双手掌心轻拍胸部与腹部 3 ~ 5 分钟。

弯腰，双手手背从上往下，再从下往上轻拍背脊椎 3 ~ 5 分钟。

单手掌心轮流轻拍对侧手臂内侧与外侧，然后弯腰,双手掌心轻拍双脚内侧与外侧。各操作 1 ~ 2 分钟。

双手十指像虎爪一样弯曲,然后伸展,操作 7 ~ 14 次。

两手掌五指并拢，双手拇指与小指同时向左右伸展，接着食指与无名指同时张开，中指不动。然后食指、无名指与中指相合，最后，拇指、小指也与其余三指相合。一开一合为 1 次，操作 7 ~ 14 次。

按小指、无名指，中指、食指与拇指的次序，从外侧向内侧慢慢地弯曲，然后复原。操作 7 ~ 14 次。

左脚弯曲，先伸出右脚，脚尖从上向下转动，如点头状，然后换左脚。各操作 7 ~ 14 次。

常按5个穴位预防痴呆

双侧风池穴。风池穴位置在头额后面大筋的两旁与耳垂平行处。按摩此穴主治头痛、头重脚轻、眼睛疲劳、颈部酸痛、落枕、失眠、宿醉。

翳风穴。翳风穴，在风池之前耳根部，为耳垂所掩蔽，在耳垂后耳根部，颞骨乳突与下颌骨下颌支后缘间凹陷处。主治耳鸣、耳聋、口眼歪斜、口噤、颊肿、牙痛、牙车急痛、耳中湿痒、耳红肿痛、视物不清。按摩此穴位可改善基底动脉供血情况。

四白穴。四白穴位置是：目正视，瞳孔直下，当颧骨上方凹陷中，即下眼眶中点，直下约0.5厘米凹陷处。主治目赤痒痛、目翳、口眼歪斜、头痛眩晕。刺激此穴位对颅内供血作用最好。

印堂穴。此穴位于人体的面部，两眉头连线中点。中医认为其主要功用是清头明目、通鼻开窍。按摩该穴可以改善血液循环，活化脑细胞，增强记忆力。

委中穴。委中穴位于腘窝横纹中点，当股二头肌腱与半腱肌肌腱的中间。此穴主治坐骨神经痛、小腿疲劳、肚子疼痛、脖子酸痛、腰部疼痛或疲劳、臀部疼痛、膝盖疼痛。该穴为人体足太阳膀胱经上的重要穴道之一，其经脉循环可以从头顶入里联络于脑，刺激此部位，可直达脑府，使头脑清利、浑身舒爽。

蘑菇可防痴呆

一项研究显示，多吃蘑菇可预防老年痴呆症。

蘑菇之所以有此功效，是由于它含有大量特殊的抗氧化剂——麦角硫因和谷胱甘肽。肝脏、黑豆、蛋黄和燕麦麸等食物也含有这些抗氧化剂,但蘑菇中含量最高。

在研究人员选取的 13 种蘑菇中，牛肝菌所含的抗氧化剂的量又是最高的；白蘑菇等含量相对较少，但仍比其他食物多。蘑菇无论是生吃还是熟吃，都不会影响抗氧化剂的含量。

在法国和意大利等国，人们饮食中的麦角硫因含量较高，因此神经退行性疾病的发病率较低。但美国人日常麦角硫因的摄入量较低，因此发病率较高。神经退行性疾病发病率高的国家与发病率低的国家相比，麦角硫因的日均摄入量少 3 毫克，相当于 5 个小蘑菇。研究人员将进一步探索麦角硫因和谷胱甘肽防止神经退行性疾病的机理。

唱歌可缓解早期痴呆

一项新研究显示，唱歌有助于早期痴呆症患者强化脑部功能，并能改善心情。

芬兰的研究人员对 89 名轻微痴呆症患者进行了研究,在 10 周时间内,这些痴呆症患者分别接受指导唱歌、听熟悉的歌曲，或接受标准治疗。结果发现，唱歌组的记忆、思考技能、找到周围道路的能力有所改善，特别是那些 80 岁以下的轻微痴呆症患者。

活动手指防痴呆

手部穴位较多，以手指为中心进行各种活动，特别是左手手指，可以刺激大脑皮层，延缓脑细胞衰老，防止脑退化。因此,惯用右手的老人不妨适当多用用左手,如试着用左手拿筷子、刷牙、端杯、梳头、写字等，使左右脑能被充分训练和使用，从而预防老年痴呆。

蓝莓有助于防痴呆

研究发现，经常吃蓝莓有助于降低罹患认知功能障碍（俗称“老年痴呆症”）的风险。蓝莓中的花青素发挥着关键作用，该物质有助于促进血液流动，减少体内炎症，提升细胞的防御能力。

搓脚心对付失眠

每晚用热水洗脚后坐在床边，将腿屈膝抬起，放在另一条腿上，脚心歪向内侧，以右手指搓左脚心。按摩右脚心时用左手，搓揉直到局部发红发热为止。

厨房中的“良药”可改善睡眠

随着人们生活节奏加快，睡眠不足已成为当今社会的普遍现象。要想改善睡眠，不妨在厨房里寻找良药。

银耳。银耳具有益气清肠、安眠健胃的功效，适合上班族睡前食用。

牛奶。牛奶中含有一种叫“左旋色氨酸”的物质，会使人产生适度的疲倦感，起到催眠作用，临睡前喝一小杯牛奶具有镇定安眠作用。

大枣。大枣有补脾、养血、安神之益处。晚饭后用大枣熬水加点红糖，或用 10 枚红枣、5 根葱白煮水喝，或用大枣与百合煮粥，都能起到加深睡眠的作用。

核桃。核桃常用来治疗失眠健忘、多梦等症状，最好是配以黑芝麻，捣成糊状，在睡前服用。

香蕉。香蕉被称为包着果皮的“安眠药”，富含使肌肉放松的镁，可以舒缓肌肉疲劳。

燕麦。燕麦含有丰富的 N－乙酰－5－甲氧基色胺，这种物质具有安抚和恢复神经的特性，有助于睡眠。煮一小碗燕麦，加少许蜂蜜，是一种助眠的佳品。

莲子。莲子含有的莲子碱、芳香甙等成分有镇静作用，临睡前服用糖水煮莲子会有良好的助眠作用。

淮山。淮山是补气养生的药用食材，经常食用，在增加免疫力的同时，有助于安神入眠。

刮眉握拳缓解烦躁

如果出现神经衰弱、心烦失眠、头痛眩晕等症状，可每天抽出少许时间刮刮眉、握握拳。这两个小动作可以按摩到攒竹穴（位于眉毛内侧眉头处）与劳宫穴（位于手掌心，握拳屈指时中指指尖处）。刺激按压这两个穴位，在一定程度上可缓解烦躁情绪。

手梳前额缓解失眠

日常受失眠困扰的人不妨经常梳前额，按揉印堂穴和神庭穴。印堂穴在两眉头中间，神庭穴在前发际正中直上 0.5 寸处。

方法：梳前额需要家人帮忙，失眠者取坐位或仰卧位，家人站在其头后，将双手拇指微微立起，用指腹自失眠者印堂穴起，交替按揉至神庭穴，按揉时先稍用力按下再轻轻揉动，以失眠者感觉点按局部有轻微酸胀感为度。从印堂穴至神庭穴，再从神庭穴至印堂穴，反复按揉至少 10 分钟，以失眠者能缓慢入睡为佳。

中药腿浴疗法改善睡眠

失眠是现代社会中困扰人们的普遍问题。现介绍一种在临床中用到的中药腿浴疗法，其方法是：自行购买能够持续加热的腿浴桶，脱去鞋袜，挽起裤腿，半躺半坐在靠背椅上，将膝盖以下小腿部分全部浸入盛满中药药液的腿浴桶中，进行30分钟的药浴与热疗。中药药液由党参20克、白术20克、当归12克、苏木15克、肉苁蓉10克、山药20克、炒枣仁15克、远志15克、合欢皮20克，煎煮20分钟而成。纵观全方，党参、白术、当归、苏木、肉苁蓉、山药益气养血活血，健脾补心；炒枣仁、远志宁心安神；合欢皮疏肝解郁，可除烦。全方舒筋活络，益气养血，滋肾壮阳，疏肝健脾，引阳入阴，即可令人入寐。

该疗法可以刺激膝以下各穴位，尤其从踝至膝分布有六大经脉的部分经穴、合穴、络穴、郄穴等气血汇聚之穴，如三阴交、太溪、足三里、阴陵泉等大穴，可以开通经脉，既能起到放松肌肉、解除疲劳、疏通气血的作用，又能益气固本，调整脏腑，增强免疫力，对乏力、失眠、精神紧张等亚健康状态都有很好的调节改善作用。

莲子粳米粥改善睡眠

进入夏季，许多人常因暑热侵扰、心火上炎而睡眠不佳。莲子粥善于除烦热、清心火、养心安神，对于夏季暑热心烦不眠具有较好的治疗作用。正如民间谚语所说：“若要不失眠，煮粥加白莲。”

现代营养学分析也表明，莲子含有丰富的蛋白质、脂肪、糖、钙、磷、铁、维生素B及胡萝卜素等，是老少皆宜的食补佳品。

莲子还具有健脾止泻的作用，与粳米一同煮粥食用可养脾涩肠，对于脾虚久泄的人尤为适宜。

食材：莲子50克，粳米100克。

用法：将莲子、粳米洗净后置于锅中，加适量水同煮，至莲子煮烂为度。

功效：莲子味甘涩、性平，入心、脾、肾经，具有补脾益肾、养心安神的功效，使人宁静而容易入睡，被《神农本草经》列为上品。

需要注意的是，莲子粥虽好，但非人人皆宜，经常有腹胀或便秘的人不适合服用。

治失眠可从脾胃入手

三餐不规律、节食、过饥或过饱的人最容易引起脾胃虚弱，从而出现恶心、反酸、胃胀、腹胀等不适。这类人群如伴有失眠，就应先调理脾胃。

调理脾胃分几种情况：1. 脾气虚弱，如面色发白、四肢乏力、精神差，可用四君子汤、参苓白术散；2. 脾胃积滞，如脘腹胀满、大便不畅，可用保和丸、健脾消积口服液；3. 胃阴不足，如口干舌燥、没有食欲，可用益胃汤。

此外，《伤寒论》中还记载了一个专门针对脾胃不和而致失眠的方子——甘草泻心汤。此方由炙甘草、半夏各 12 克，黄芩、干姜、人参、黄连各 9 克，大枣 12 枚组成。方中炙甘草、人参、大枣益气补虚，干姜、半夏宣畅中焦气机，使湿热之邪无内居之机，黄连、黄芩清热燥湿，使脾胃不为湿热所虐。

按穴位治失眠

指按太阳穴：太阳穴位于眉梢与外眼角中点后一横指的凹陷处。从外向里按 10 下。

指按角孙穴：角孙穴位于耳尖所对头部位置。从外向里按 10 下。

揉按风池穴：双手掌根贴住耳根，双手掌捂住耳朵，大拇指自然伸开，沿着后颈部向上退至头骨，凹陷处就是风池穴。揉按 10 下。

揉按肩井穴：该穴位于肩部中央，左右各一。揉按 10 下。

揉按太冲穴：太冲穴位于足背大脚趾与第二足趾之间。揉按 10 下。

失眠症的中医分型辨治

肝气郁结型。症状：不易入睡或寐则多梦，情绪低落，郁郁寡欢，胸胁胀闷，长吁短叹等。辨证属肝气郁结，心神不宁。处方：柴胡、香附、陈皮、茯神各 10 克，青皮、枳实、郁金、白芍各 8 克，生龙骨、牡蛎（先煎）各 20 克，远志、甘草各 6 克。

气血两虚型。症状：睡不踏实或似睡非睡，多梦易醒，健忘心悸，神疲乏力，眩晕，食欲不振等。辨证为气血虚弱，心神失养。处方：黄芪、熟地各 15 克，当归、党参各 10 克，白术、川芎、茯神、五味子、柏子仁、龙眼肉、白芍各 10 克，甘草 6 克。

脾胃虚弱型。症状：时寐时醒，睡眠不实，醒后头晕，食欲不振，食后腹胀，面色无华，或大便不调。辨证属脾胃虚弱，心神不宁。处方：党参 12 克，白术、陈皮、半夏、枳实、厚朴。柏子仁各 10 克，砂仁（后下）、远志、木香、甘草各 6 克。

心肾不交型。症状：不易入睡，多梦易醒，心胸烦热，手足心热，腰膝酸软，健忘心悸，口干少津等。辨证属心肾不交，虚火扰神。处方：生地 12 克，黄檗、知母、山茱萸、丹皮、泽泻、茯神、夜交藤、柏子仁、石菖蒲各 6 克，甘草 5 克。

肝郁化火型。症状：彻夜不寐，寐则噩梦纷纭，烦躁不安，易怒，头昏脑涨等，辨证属肝郁化火，心神被扰。处方：柴胡、香附、茯神各 10 克，龙胆草、栀子、黄芩、泽泻、郁金、夜交藤各 6 克，生龙骨、生牡蛎（先煎）各 20 克，甘草 5 克。

以上方药用法均为：水煎，分 3 次服，每日 1 剂。

失眠多梦服花生叶汤

用花生叶或花生壳 8 克，红枣 10 粒，浮小麦 3 克，煎汤服下，能缓解失眠。

花生叶归肝经，能清热解毒，宁神降压，主治跌打损伤、痈肿疮毒、失眠、高血压。红枣和浮小麦是甘麦大枣汤的主药，为重要的安神方剂，具有养心安神和中缓急之功效，主治脏躁、症见精神恍惚、常悲伤欲哭、不能自主、心中烦乱、睡眠不安、甚至言行失常、呵欠频作、舌淡红苔少、脉细微数。

眩晕健忘试试天麻药膳

天麻为兰科植物天麻的根茎，冬、春两季采挖，冬采者名冬麻，质量优良；春采者名春麻，质量不如冬麻好。天麻可平肝息风，提气益神，能治眩晕眼黑、头风头痛、肢体麻木、半身不遂、言语不清、小儿惊痫动风等。现推荐两款天麻药膳，对部分眩晕健忘者有较明显的功效。

天麻炖猪脑。天麻 20 克，猪脑 1 个。将天麻洗净、切片，猪脑洗净，一起放入搪瓷盆内隔水蒸熟，调味即可。本品能祛风开窍，通血脉，镇静，滋补，治疗眩晕眼花、头风头痛，经常用脑的人也可以喝。如果不喜欢猪脑，平时也可以做天麻炖鹌鹑、天麻鱼头汤。

天麻椰子乌鸡汤。天麻片10克，椰子500克，乌鸡50克（一人份）。先将椰子外衣剥掉，在椰子顶端锯开一个小口。将天麻片洗净，切成小片。乌鸡洗净，切块。将天麻与乌鸡一同放入椰子内，将椰子顶盖盖回，放在大碗中用小火隔水蒸两个小时，调入适量食盐便可饮用。本品适宜头痛眩晕、健忘、高血压等症患者，但气血虚甚者慎服此汤。

老人健忘吃5种食物

蛋类。鸡蛋、鸭蛋、鹌鹑蛋都可以。鸡蛋中铁、磷以及维生素A、D、E和B族含量丰富。最重要的是，鸡蛋脂肪中含有丰富的卵磷脂，加上蛋黄中铁、磷的含量较高，有利于营养大脑。

核桃。核桃仁含有丰富的营养素，含有人体必需的钙、磷、铁等多种微量元素和矿物质，以及胡萝卜素、核黄素等多种维生素。核桃对人体有益，可强健大脑。

龙眼肉。中医认为，桂圆是补血益心之佳果，为益脾长智的要药。长期服用可改善健忘现象，有强心益智的功效。但是一定要注意量，龙眼肉吃多了是会上火的。

鱼类。鱼类中富含的球蛋白、白蛋白、含磷的核蛋白、不饱和脂肪酸、铁、维生素 B_{12} 等成分，都是脑部发育所必需的营养素，对改善老年人健忘有益。

葡萄。葡萄是公认最佳的抗氧化剂之一，能补肝肾，益气增智。葡萄富含营养，被誉为“水果皇后”。葡萄虽然好，但每天的食用量应控制在 200 克以内，以免摄入太多糖类影响对正餐的摄取。

喝橙汁有助于提高记忆力

研究人员经对比分析后发现，50 岁左右开始果蔬摄入量较多的男性，20 年后较少出现思维和记忆问题。与基本不吃蔬菜、水果的人相比，吃得最多者丧失思维记忆能力的风险降低 34%。此外，老年男性常喝橙汁有益于保持好的记忆力，与 1 个月喝橙汁少于 1 杯的人相比，每天都喝少量橙汁的老人出现思维和记忆力问题的可能性降低 47%。

专家表示，新研究证明，饮食选择对保持大脑健康至关重要。建议老人们多喝橙汁，多吃橙红色水果、浆果和蔬菜。

5分钟活力操对抗帕金森

帕金森活力健康操是由中华医学会神经病学分会帕金森病及运动障碍学组发布的。医学专家们鼓励早期帕金森病患者通过积极运动对抗疾病，同时倡导中老年人参加锻炼，提高生活质量。具体做法如下：

第一节，双臂伸展。原地踏步，双臂向上、向两侧伸展,然后单臂前伸,反向握拳,动动手指,做8～10次。

第二节，扩胸运动。单臂分别前伸，反向握拳后，顺势向两侧打开，完成扩胸动作。

第三节，肩部绕转。单臂分别前伸，反向握拳后，从胸前交叉上抬，绕转肩膀。

第四节，对侧伸展。原地踏步走，手臂分别向两侧打开。

第五节，踏步伸展。伸展之前保持踏步，双手先向两侧打开，然后举过头顶。

需要提醒的是，第二到五节分别重复6～8次。做整套活力健康操只需要5分钟，建议患者穿着运动服和带有支撑保护功能的运动鞋，根据自身情况循序渐进地练习。

神经衰弱试试归脾丸

归脾丸，源自南宋严用和所著《济生方》中的归脾汤，为中医临床最常用的名方之一。归脾丸组方为党参、白术、黄芪、茯苓、远志、酸枣仁、龙眼肉、当归、木香等，具有益气健脾、养血安神的功效，常用于心脾两虚、气短心悸、失眠多梦、头昏头晕、肢倦乏力、食欲不振、月经不调、面色萎黄等。临床研究发现，归脾丸还有治疗神经衰弱的功效。

神经衰弱是指患者精神活动长期过度紧张，导致大脑的兴奋和抑制功能失调，属于神经官能症的一种类型。患者由于长期处于紧张压力下，出现精神易兴奋和脑力易疲乏的现象，常伴有情绪烦躁、易激惹、睡眠障碍、肌肉紧张性疼痛等。这些症状时轻时重，不能归于脑部、躯体疾病及其他精神疾病，与心理、社会因素有关，病程多迁延。失眠、头晕、烦躁、心悸、健忘、食少体倦、体虚遗精、盗汗等往往为神经衰弱的主要症状。归脾丸适用于心脾两虚的神经衰弱患者，能够明显改善上述症状。

除了治疗神经衰弱，归脾丸还可用于心脾两虚的心悸、失眠；对于脾虚血少的血证，可与阿胶、首乌、鹿角霜等补血止血药同用；还可以用于治疗心律失常、冠心病、低血压等证属心脾两虚、气血不足者。

枸杞煮鸡蛋治神经衰弱

枸杞与鸡蛋同煮熟，捞出鸡蛋。剥去蛋壳，再放入药汤中煮片刻后即可食用。此方滋养肝肾，调补脾胃，补虚劳，益气血。

神经衰弱吃太子参田鸡粥

太子参甘、微苦，归脾、肺经。若气阴不足而致心悸失眠者，将太子参与五味子、麦冬、酸枣仁、柏子仁等合用，可益气养阴安神；若治小儿自汗者，可与浮小麦等配伍。

现给大家介绍一款居家食疗方——太子参田鸡粥。食材：粳米 100 克，田鸡 200 克，猪肉（瘦）50 克，太子参 30 克，百合（干）20 克，青豆 10 克。

先将粳米洗净，用冷水浸泡半小时，捞出，沥干水分。田鸡去皮、内脏，洗净后斩件。猪瘦肉洗净，切片，加入淀粉、料酒、味精腌渍15分钟。百合洗净，太子参洗净切段，青豆洗净。将粳米放入沸水锅内，烧沸放入太子参、百合、青豆，再以旺火烧沸，放入猪瘦肉、田鸡，以小火熬煮至粥成，撒上葱末、盐、味精，淋入香油，即可盛起食用。此粥对神经衰弱、营养不良、骨质疏松等有辅助性的调理作用。

安神解郁试试香蜜膏

方药：核桃仁50克，黑芝麻50克，小茴香粉15克，蜂蜜、香油、牛奶均适量，冰糖30克。

功效：养心安神，补肾健脑，解郁润燥。

主治：神经衰弱、抑郁症等。

用法：先将原方前3味药压碎，与后第4味相和，加适量水，搅匀，放瓷盆内，上笼蒸之，用文火蒸1小时左右，如膏剂即可。每次食用10克（一小汤匙），每日3次，直接食用；或用白开水化开服亦可。以上药量可服15天左右（即1个疗程）。

方解：方中核桃仁滋补肝肾，黑芝麻补肾健脑，小茴香顺气解郁，其他几味为滋补药，口感香甜。

猪肉苦瓜丝治抑郁

苦瓜 300 克，瘦猪肉 150 克，油、盐适量。苦瓜切丝，加清水急火烧沸，弃苦味汤。瘦猪肉切片，油煸后，入苦瓜丝同炒，加调味食用。

菖蒲炖猪心治抑郁

石菖蒲 10 克，猪心 1 个，盐适量。洗净后加水适量，放炖盅内隔水炖熟，加精盐调味，饮汤食猪心。

猪脑汤治抑郁

猪脑 1 个，淮山药 50 克，枸杞 15 克。将以上 3 种食材洗净后放入锅中，加适量清水、食盐、葱、姜，煨熟即成。

白酒炒大葱治偏头痛

大葱 100 克，白酒适量。先将大葱洗净切碎，放锅内，边煸炒边洒白酒，炒热后用布包好，放太阳穴及痛处热敷，至头痛缓解为止。温度一般以患者能忍受为宜。

中医认为偏头痛多由于起居不慎，感受风、寒、湿、热或情志失调，饮食不节，病后体虚等而经气不舒，脉络闭塞，气血失调，清阳受阻，因而不通则痛。

大葱味辛，性温，有发散表邪、疏肝理气、通阳气、利五脏、通二便、消肿、活血、解药毒等功效，所以对于头痛有不错的疗效。从现代医学研究来讲，大葱富含维生素 C，有舒张小血管、促进血液循环的作用，所以可防止血压升高所致的头晕。

大葱除外用外，配合川芎煮鸡蛋内服，也能有效缓解头痛，因为川芎有活血行气、祛风止痛的功效，对于风邪头痛非常有效。

中医疗法赶走偏头痛

塞鼻疗法。川芎 50 克，白芷 50 克，炙远志 50 克，冰片 7 克。将冰片单独打碎，其余 3 味混合粉碎，过筛，再与冰片混匀，置于玻璃瓶中密封。每次取药粉适量，以布包，塞入鼻孔，右侧头痛塞左鼻，左侧头痛塞右鼻。

嗅鼻疗法。乳香、延胡索、芒硝各 3 克，川芎 6 克，雄黄 9 克，共研为细末。每取少许，嗅鼻，左侧头痛嗅左鼻，右侧头痛嗅右鼻。

药物敷贴疗法。当归 20 克，野菊花 10 克，共研为细末。加盐水调匀，外敷痛处。

食疗法。豨莶草 15 克，臭牡丹 15 克，鸡蛋 1 个。先将鸡蛋煮熟，用筷子将鸡蛋壳打碎，再将豨莶草、臭牡丹放入瓦罐内，加清水适量，用大火煮沸，放入鸡蛋，再用小火煮 15 分钟，取出药汁及鸡蛋。趁温热服药汁，食鸡蛋。

此外，有偏头痛的人，还可以自己用拇指指甲边缘轻刮无名指中节靠近小指一侧的赤白肉际处，以刮到轻轻出痧为度，次日刮另一手无名指。此穴是董氏奇穴——指三重穴，治疗偏头痛有特效。

4 个妙方治偏头痛

偏头痛多为一侧或两侧颞部反复发作的搏动性头痛，发作前可伴视觉、体觉先兆，发作时常伴呕吐。偏头痛常常发生于女性。偏头痛患者要注意生活规律，避免过度疲劳、压力过大。以下是 5 则巧治偏头痛的验方：

揉太阳穴。每天清晨醒来后和晚上临睡以前用双手中指按太阳穴转圈揉动，先顺揉 7 ～ 8 圈，再倒揉 7 ～ 8 圈，这样反复几次，连续数日，偏头痛可以大为减轻。

梳摩痛点。将双手的 10 个指尖放在头部最痛的地方，像梳头那样进行轻度的快速按摩，每次梳摩 100 个来回，每天早、中、晚饭前各做 1 次，便可达到止痛的目的。

热水浸手。偏头痛发作时，可将双手浸没于一盆热水中（水温以手入水后能忍受的极限为宜），坚持浸泡半个小时左右，便可使手部血管扩张，脑部血液相应减少，从而使偏头痛逐渐减轻。

吃含镁食物。偏头痛患者应经常吃些含镁比较丰富的食物，如核桃、花生、大豆、海带、橘子、杏仁、杂粮和各种绿叶蔬菜等，这对缓解偏头痛症状有一定的作用。

川芎泡脚治慢性头痛

取川芎、蔓荆子、白芷、菊花各 20 克，加水适量熬 1 个小时后，倒入洗脚盆内，再加入适量热水和 2 汤匙酒（白酒或黄酒均可）调温到45℃左右即可泡脚，具有活血、祛风、止痛的功效。

白萝卜冰片汁治偏头痛

把5克冰片溶化在鲜榨的白萝卜汁里，哪边头痛，就把药汁滴在对侧的鼻孔里。

从药理上来看，冰片性寒，气味芳香，具有清热解毒、开窍醒脑、明目退翳的功效；而白萝卜性凉，主要有消气消食、化痰止咳的作用。鼻孔内穴与大脑最为接近，冰片白萝卜汁滴入鼻孔后，可以直接被鼻黏膜吸收，起到化痰、行气的作用，故对气滞、痰浊瘀阻经脉引起的偏头痛有一定效果，对其他类型的偏头痛则没有明显作用。

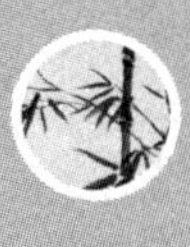

第五章 心脑血管

妙用单味中药降血压

高血压是中老年人的常见病、多发病。中医是根据人体脏腑气血阴阳平衡的原理，望、闻、问、切四诊和参，辨证施治，结合患者外在表现，找出内在病因，给予中医汤剂或中成药口服。

早在明清时期，《景岳全书》中就记载中老年人的眩晕常因年老精衰，劳倦日积，使得五脏亏虚，突发失眠、眩晕等症状。山药、肉桂、生地、熟地、太子参等有滋补作用的药物，合并一些疏肝理气、平肝降逆的药物，如天麻、钩藤、柴胡等，常能改善患者头晕、目眩的症状。加用重镇安神类的药物如磁石、龙齿、牡蛎、龙骨可改善睡眠，服 1 ～ 2 个疗程，临床效果显著。

除了常规的西药治疗，临床中常推荐一些耳熟能详的中药饮片给中老年高血压患者。

天麻。天麻为草本天麻的干燥茎块，可研末冲服，也可泡茶用。《神农本草经》云："久服益气力，长阴肥健，轻身增年。" 长期服用天麻茶饮，有一定的降血压作用，能减轻头晕、头昏、眩晕症状。

茯苓。茯苓为多孔菌科茯苓的干燥菌科，常入汤剂，有利尿、消水肿、养心安神的作用，对高血压伴失眠患者有较好的临床效果，也是一味健脾安神良药。

决明子。决明子为草本小决明的成熟种子，晒干生用，水煎代茶。《本草正义》云："决明子明目，乃滋益肝肾，以镇浅补阴之义，是培本之正治，非温辛散风，寒凉降热之止为标病立法者可比，最为有利无弊。"常饮决明子水，可清肝明目，缓解眼睛干涩、红肿，也可润肠通便，改善目眩、头晕。

冬瓜皮。冬瓜皮为草本冬瓜的干燥果皮，晒干，生用。与西瓜皮煎汤代水饮，可利尿消肿，解热除烦，有一定的利尿降压作用。

玉米须。玉米须为草本玉米的花柱及柱头，将新鲜玉米的根须采摘后煮水，或晒干后泡茶饮用。常饮玉米须水，可以消水肿，利尿，排除泌尿系的砂石，也可清退体内湿热之邪，有一定的利尿降压作用。

利于降压的蔬菜

高血压病人宜食的蔬菜，不仅要高钾、高钙和低钠，而且应含丰富的维生素类和微量元素，以保护血管，降低血压。有降压作用的蔬菜大多为日常食用的蔬菜，只要常年坚持食用，就有效果。

番茄。番茄含有蛋白质、脂肪、多种维生素和多种微量元素，是治疗高血压、眩晕和高血脂的常用食物。

萝卜。萝卜含有多种维生素、糖类及钙、磷、铁等矿物质，有清热利尿、凉血止血之功效，是治疗高血压的佳品。

西瓜。西瓜除了不含脂肪外，几乎包括了人体所需要的各种营养成分。西瓜不仅是治疗高热伤津、暑热烦渴的妙品，也是治疗高血压的佳品。

黑木耳。黑木耳含糖、脂肪、蛋白质、维生素类及钙、磷、铁等微量元素，能补益气血，凉血止血，降脂降压。

海带。海带含有大量的不饱和脂肪酸和黏液质，能清除附着在人体血管壁上过多的胆固醇；海带中的食物纤维褐藻酸，能促进胆固醇的排泄，抑制吸收，降低血压；海带中含有丰富的钙，不但可降低人体对胆固醇的吸收，且钙本身也有降压作用。

葫芦。葫芦含有丰富的糖类、多种维生素B类、脂肪和蛋白质等，具有清热、利尿和降压的功效。

洋葱。洋葱其内所含的烯丙羟二硫化合物及少量硫氨酸，能降血脂，预防动脉硬化，防治高血压。

绿豆。绿豆为高血压患者很好的食物和药品，有降血压、降血脂的功效。

荸荠。荸荠含有淀粉、蛋白质、脂肪和多种维生素类以及矿物质钙、磷、铁等。荸荠清脆可口，生吃、熟炒皆可，是治疗高血压的佳果。

按揉阳谷穴降血压

按法：两手屈肘于胸前，一手前臂竖起，半握拳。另一只手的四指托在前臂内侧，拇指指端放在阳谷穴处。用指端甲缘掐按，一掐一送，连做 14 次，然后再用拇指指腹按揉阳谷穴 1 分钟。两手交替进行。用于保健按摩时力度要轻柔，如果是辅助治疗老年常见病，则力度可以适当加大。另外，按摩阳谷穴还有降血压的效果。平时可以用食指掐住该穴位，拇指与其相对卡住手腕，同时缓慢地旋转手腕，这样也可以起到按摩作用。

栗子入菜补肾降血压

栗子号称“千果之王”，经常食用有补肾、健脾胃的奇效。推荐几道补肾降血压的栗子佳肴：

板栗蒸土鸡。食材：土鸡1只（约750克），板栗250克。做法：土鸡斩4厘米见方的块待用；葱、姜拍碎放入料酒搅拌均匀，腌3分钟后将清汁倒出待用。土鸡用葱姜汁腌约3小时将汁滗出，放入色拉油、精盐、味精、胡椒粉、酱油、辣椒酱、板栗调好味拌匀，入蒸笼大火蒸半小时至熟即成。

栗子红薯排骨汤。食材：栗子400克，红薯200克，排骨400克，红枣4粒。做法：排骨洗净，切块，汆水捞起待用；栗子去壳去衣；红薯去皮，切大块；红枣洗净拍扁去核；煮沸清水，放入排骨、栗子、红枣和姜片，武火煮20分钟，转小火煲1个小时，放入红薯块，再煲20分钟，调味食用。

山楂菊花降血压

高血压患者需长期服用降压药，服用药物的同时配以山楂菊花茶，能收获意想不到的降压效果。

具体制法：取干山楂10克、干菊花2.5克，用清水洗净，锅中水沸后放入山楂，大火煮沸后转小火约10分钟，最后加入菊花煮沸，即可关火。也可取山楂片 10 克、白菊花 5 克，用开水冲泡代茶饮，每日两次，连用 1 个月，也可长期饮用。

芹菜粥辅治高血压

芹菜是人们喜爱的蔬菜，营养十分丰富，含有蛋白质、脂肪、碳水化合物、粗纤维等多种成分，还含有挥发油、芹菜苷、佛手苷内酯等物质，具有很高的食疗价值，被誉为“厨房里的药物”。

现代药理研究表明，芹菜具有平肝降压的作用，对于原发性、妊娠性及更年期高血压均有效。食用芹菜粥有较好的降压效果。芹菜连根 120 克，粳米 250 克。将芹菜洗净，切成 3 厘米长一段，粳米淘净。芹菜、粳米放入锅内加清水适量，用大火烧沸后转用小火炖至米烂成粥，再加少许盐和味精搅匀食之。

血压低试试党参黄芪汤

低血压属中医“眩晕”“虚损”等病症范畴，多因气血不足、脑失所养而致，治宜益气养阴、养血升压。

临床经验发现，党参黄芪汤治疗低血压疗效不错。

具体方法：取党参、枸杞各10克，黄芪30克，陈皮、阿胶各15克，生地20克，升麻3克，防风6克，炙甘草6克，五味子12克。水煎服，每日1剂，分早晚两次服用。7天为1疗程，一般服药1～2个疗程可改善。

诸药合用，有益气养血、和营通脉之效，气血得充，心血得养，脉运畅达，则诸症改善，最适宜气阴两虚型低血压患者。

血压高喝二子茶

二子茶的主要材料为：决明子50克，枸杞子15克，冰糖30克。将决明子略炒香后捣碎，与枸杞子、冰糖共放茶壶内，冲入沸水适量，加盖焖泡15分钟，代茶频频饮用，每天1剂。

高血压是一种常见的心血管疾病，中医多将其归为眩晕范畴，认为其发病主要由于情志、饮食、劳倦等多种因素使肝、脾、肾阴阳失调所致，其中肝肾阴虚证是常见的一种类型，多表现为口干口苦、手足心热、大便干结等症状。二子茶有益肝滋肾、明目通便的功效，适用于高血压引起的头晕目眩、双目干涩、视物模糊、口苦口干、大便干结等。

决明子又称草决明，味甘、苦、咸，性微寒，能清热明目，润肠通便；枸杞子性平，味甘，益精补肾，养肝明目。因此本方具有益肝滋肾、明目通便的功效，最适宜于高血压证属肝肾阴虚者。

此外，本方中加入冰糖既能提升口感，又能养阴生津。但需要注意的是，患有糖尿病的人群不适宜使用冰糖，可以单纯用枸杞子、决明子代茶饮。

8 种高血压茶疗法

菊花茶。所用的菊花应为甘菊，其味不苦，每次用 3 克左右泡茶饮用，每日 3 次；也可用菊花加金银花、甘草同煎代茶饮用，对高血压、动脉硬化患者有显著疗效。

山楂茶。山楂所含的成分对于治疗高血压具有明显的辅助疗效，其方法为每天数次用鲜嫩山楂果 1 ～ 2 枚泡茶饮用。

荷叶茶。荷叶的浸剂和煎剂具有扩张血管、清热解暑及降血压之效。饮用方法是用鲜荷叶半张洗净切碎，加适量的水，煮沸放凉后代茶饮用。

槐花茶。将槐树生长的花蕾摘下晾干后，用开水浸泡后当茶饮用，每天饮用数次，对高血压患者具有独特的治疗效果。

首乌茶。首乌具有降血脂、减少血栓形成之功效。其方法为取首乌 20 ～ 30 克，加水煎煮 30 分钟后，待温凉后当茶饮用，每天 1 剂。

葛根茶。葛根具有改善脑部血液循环之效，对因高血压引起的头痛、眩晕、耳鸣及腰酸腿痛等症状有较好的缓解功效。其方法为将葛根洗净切成薄片，每天 30 克，加水煮沸后当茶饮用。

莲子心茶。所谓莲子心是指莲子中间青绿色的胚芽，其味极苦，但却具有良好的降压去脂之效。用莲心 12 克，开水冲泡后代茶饮用，每天早晚各饮 1 次。

桑寄生茶。用桑寄生煎汤代茶，对治疗高血压具有明显的辅助疗效。制作方法是取桑寄生干品 15 克，煎煮 15 分钟后饮用，每天早晚各 1 次。

豆腐加大蒜抗癌降压好

豆腐是公认的营养食品，可煎，可炸，可蒸，可煮，可焖，可卤。豆腐搭配大蒜，抗癌，降压，补钙，天然健康，简单易做。

食材：豆腐 250 克，大蒜 4 颗，香油 1 勺，酱油半勺。

做法：豆腐切三角块备用。锅内热油将豆腐煎至两面金黄。加少许生抽到豆腐上。调 1 碗汁加蒜末、清水、生抽、蚝油、盐、糖搅拌均匀。把调好的酱汁倒入豆腐内。开锅煮一下，使豆腐入味，最后撒葱花即可。

营养功效：豆腐中含有异黄酮素，可谓是癌症“克星”，进入人体之后能很好地对体内的癌细胞产生抑制作用，从而减少癌症发生率。大蒜中的含硫化合物能促进肠道产生一种酶或称为蒜臭素的物质，通过增强机体免疫能力、阻断脂质过氧化形成及抗突变等多条途径，消除肠内物质引发肠道肿瘤的危险。

6 种有助于缓解高脂血症的食物

高脂血症是代谢综合征（高脂血症、肥胖、糖尿病、高血压）的一种症状。常吃以下食物有助于缓解高脂血症：

葡萄。葡萄皮、葡萄汁中含有一种天然的抗胆固醇物质和天然抗真菌化合物，能降低人体血清中胆固醇的水平，还可防止动脉硬化和血管变性，是防治心血管疾病的理想食物。值得注意的是，葡萄含糖较多，糖尿病患者忌食。

苹果。苹果含有丰富的果胶，能降低血液中胆固醇的浓度，还具有防止脂肪聚集的作用。苹果中的果胶还能与其他降低胆固醇的物质如维生素 C、果糖、镁等结合成新的化合物，从而增强降低血脂的效能。每天吃 1 个苹果的人，其血液中的胆固醇可降低 10% 以上。

松子。松子中的脂肪成分是油酸、亚油酸等不饱和脂肪酸，有软化血管的作用。其矿物质及多种脂类能够增强血管弹性，维护血管的正常状态，能降低血液中胆固醇、甘油三酯及预防心血管疾病。

花生。花生油中会有大量亚油酸，这种物质可使人体胆固醇分解为胆汁酸排出体外，避免胆固醇在体内沉积，减少胆固醇在人体中超过正常值而引发多种心脑血管病的发生率。

冬瓜。冬瓜不含脂肪，含钠极低，是治疗高脂血症、肥胖症、糖尿病比较理想的食物。

山楂。山楂的三萜类和黄酮类成分能扩张血管，增加冠状动脉血流量，改善心肌活力，兴奋中枢神经系统，降低血脂和胆固醇。

葵花籽油最降血脂

最新分析发现，以不饱和脂肪酸取代饱和脂肪酸，可以更有效降低心血管疾病强危险因素“坏胆固醇”水平。其中，葵花籽油、菜籽油和亚麻籽油等植物种子油降脂效果最好，而黄油和猪油等固体脂肪最不利于降脂。

常吃 3 种食物防治脂肪肝

每年体检，都会有一大批人查出脂肪肝。下面这些食物对脂肪肝患者特别有帮助。

大蒜。大蒜的大蒜素有一定的杀菌能力，可促进淋巴细胞增生，增强肝脏中解毒酶的活性。

西兰花。西兰花有护肝的特性，其中含有丰富的植物营养素、黄酮类化合物等活性物质，能帮助肝脏分解各类化学毒素和致癌物。

核桃。研究显示，患有非酒精性脂肪肝的人吃核桃可以改善肝功能。

防治冠心病首选丹参

肿瘤、冠心病、中风是威胁人类健康和生命的三大主要疾病。统计数据发现，冠心病的发病率近年来不断上升，每年约有 100 万人死于急性心肌梗死。尽管西医有很多治疗冠心病的方法和药物，但如果能结合传统的中医药，往往能事半功倍，而中药丹参在治疗冠心病方面就有独特的作用。

丹参是多年生草本植物丹参的根，我国分布很广泛，有活血、祛瘀、调经、清血热、除烦满的作用。《本经》曾记载："（丹参）主心腹邪气，肠鸣幽幽如走水，寒热积聚，破症除瘕，止烦满，益气。"早在多年前，医学家就将丹参的有效成分提取出来，制成了丹参注射液，并将其用于心肌梗死的治疗，结果发现效果特别明显。

更有临床研究发现，使用了丹参注射液的冠心病患者，死亡率可下降近 1/3。

急性心肌梗死是冠心病最为严重的一种类型，是由于冠状动脉突然闭塞、心肌突然缺血引起，若治疗不及时，会导致心肌坏死，危及患者生命。丹参具有很好的促进血块溶解、抑制凝血、拮抗血小板功能的作用，可以扩张冠状动脉，增加冠状动脉血流量，促进冠状动脉侧支循环，缩小心肌梗死的范围，同时增强机体对缺氧耐受性的功能，故能有效治疗冠心病，预防急性心肌梗死的发生，是临床上治疗冠心病的首选药物。

此外，丹参还制成了复方丹参片、复方丹参滴丸等中成药。它们也有活血祛瘀的作用，同样可以起到治疗冠心病、预防急性心肌梗死的作用。

5 种食物预防心梗

燕麦。燕麦含有大量的纤维素，并且含的糖分很低，从而能够持续地给机体补充能量。除此之外，它还能够软化血管，对于防治心脏病也是身手不凡。注意在食用燕麦时，最好再同时吃一些葡萄干、苹果以及蜂蜜等食品，这样既能够增添一些风味，又能添加一些营养素。更增强了心脏的功能。

大麦。大麦能给我们提供大量的矿物质与微量元素。这些营养物质对于预防动脉硬化及心脏病的发生，意义非同一般。

豆腐。用大豆做成的豆腐，能够降低 LDL（坏）胆固醇水平，从而减少心血管疾病发生的危险性。饮食中如果有 25 克大豆蛋白，就能够提供 50 ~ 60 毫克大豆异黄酮，这种黄酮类物质能够显著降低 LDL 水平，由此维护心脏的健康。

李子 / 杨梅。杨梅是纤维素与铁质的出色来源，并且研究表明经常吃一些杨梅能够降低血液中 LDL 胆固醇水平，因而杨梅也是心脏的益友。李子与杨梅有相似的作用，并且还含有丰富的 β－胡萝卜素，因而对于防治动脉硬化更具疗效。

防血栓吃点烤芹菜

有些人不太喜欢芹菜的气味，但这种气味正是增进健康的“好帮手”。如果吃腻了炒芹菜、拌芹菜，不妨尝试一下“烤芹菜”，美味可口，更营养健康。

烤芹菜时散发出的香气，就是芹菜中最重要的疗效成分——二氮苯。它最大的作用是预防血栓形成，因而对血栓造成的心肌梗死和脑梗死有预防作用。而且，芹菜在经过“烤”的过程后，更能够提高它的药效。此外，二氮苯还能迅速分解脂肪以及蛋白质，所以吃烤芹菜还有助于减肥和促进代谢。

糖尿病患者每天吃点烤芹菜，其中丰富的膳食纤维能够使糖分的吸收转慢，防止食后血糖值迅速上升。

烤芹菜的做法非常简单：选用一大根新鲜的芹菜（一家三口的量），洗干净后，擦干表面的水分，再切成 4 ~ 5 厘米的小段，比较粗的部分可切薄一些。放进烤箱或者微波炉中，用弱火档烤制，当芹菜烤成淡褐色的就可以了。可以在吃前加一些柠檬汁调味，不仅能消除烤制时的异味，还可以为菜肴中补充因加热损失的维生素 C。

吃的分量，每天约 60 克即可，如果能在空着肚子的时候吃最好。依照中医的说法，早晨吃还有助于气血的流通。

金枣粥防脑血栓

金银花含有绿原酸等，可促进血液流通，防止血栓凝结成块。大枣中所含的环磷酸腺苷及黄酮类化合物，可纠正、逆转脑血管的退行性改变。取 10 克干金银花、6 颗大枣、70 克小米熬粥，每日早上食用，连续食用 20 天。

心衰患者用黄芪泡水代茶饮

黄芪作为药用已有 2000 多年历史，具有补气固表、强心利尿、托毒排脓、敛疮生肌的功效。除了补气之外，黄芪在改善心脏疲劳衰竭方面的作用更明显。

心功能会随着年龄增长而减弱，并受多种因素影响，导致心脏受损，如风湿性心脏病、冠心病等，久之引起心脏功能的衰竭。心衰临床上根据不同症候，常用养心汤、生脉饮合炙甘草汤、真武汤合四物汤、参附龙牡汤等方。在这些方剂中，都少不了黄芪。

黄芪也可单独使用。如有些缺氧或者中毒以及化疗引起的心衰且病情较重者，可以用黄芪 50 克泡水代茶饮，两周后改为 30 克，长期饮用者可以每日使用 15 克左右。对大多数人来说，黄芪没有什么毒副作用，但气滞湿阻、有食积、毒疮初起或溃后热毒尚盛等实证者，以及阴虚阳亢者，不宜使用黄芪。

春夏之交，正是养心的好时机。大家平时可以用黄芪泡水，或与红枣、五味子、甘草、桂枝、红花、枸杞、玫瑰花等配成花草茶，以养心补气。这里推荐一款枸芪枣茶：黄芪 10 克，枸杞 12 克，红枣 3 枚，沸水冲泡代茶饮，能够增强体质，明目补血。

揉内关稳心率

季节交替时，不少中老年心血管病患者心率不稳。其实，我们身体上就自带一个辅助调理心血管病的重要穴位——内关穴。经常按揉此穴能缓解病症。

位置：内关穴位于前臂正中，腕横纹上 2 寸，在桡侧屈腕肌腱和掌长肌腱之间。取穴时，一手握拳并屈起手腕，会看到两条突出的肌腱，内关穴就在这两条肌腱之间，另一只手并起三指放在腕横纹上，就是内关穴所在处。

按揉方法：将一只手的拇指放在另一只手的内关穴上，稍向下点压后，旋转揉动，直到产生酸胀感，力度适中，可两只手交替点揉对侧。

功能：内关穴可以调理三焦，宽胸和胃，养心安神，开窍镇痛。对于阵发性心动过速、心动过缓、心绞痛等有良效。值得一提的是，内关穴对于心率有双向调节作用，可使过快或过慢的心率调整至正常水平。该穴不仅对调理心血管疾病有效，还能缓解胃酸过多、呕吐、肠绞痛、胃痉挛等。

揉手臂防心慌

很多老年人常感到心慌，却又查不出器质性病变，可以通过揉按手臂来缓解。

中医认为，这种心慌是由于上年纪气血亏虚、心脉失养所引起，如不及时调理，会诱发心力衰竭、心绞痛等危重病症。手臂处有个灵道穴，是手少阴心经的重要穴位，心经在此处与其他经脉进行气血交汇，有激发心气、滋养心脉的作用。揉按灵道穴能起到改善冠状动脉血流量、增强心脏血氧供应、减轻心肌缺血的作用。灵道穴位于手臂内侧腕横纹上 1.5 寸，左右手各 1 处。每天早上醒来后，先不要起床，左右手交替按摩对侧手臂的穴位，每侧 3 分钟。

田七丹参茶防心痛

在中医看来，心绞痛多由于气滞血瘀而发生，所以在平时可以使用活血散瘀的中药搭配来预防或者减少发生心绞痛。

田七 100 克，丹参 150 克。将田七、丹参研成粗末混匀，每次取 25 克，放热水瓶中，冲入半瓶沸水，盖紧瓶塞，20 分钟后倒出代茶饮用即可。

田七具有散瘀止血的作用，此外还能增加冠状动脉血流量，减慢心率，减少心肌的氧消耗，并能对抗因垂体后叶素所致的血压升高、冠状动脉收缩，所以目前在临床上用于冠心病的治疗。

丹参具有活血祛瘀、通经止痛、清心除烦的功效，对于气滞血瘀的疼痛有缓解效果。用田七配活血祛瘀的丹参，是为了增强散瘀的功能，从而缓解因气血阻滞而形成的冠心病和心绞痛的症状。

柚子汁防心脏病

一项新研究发现，常喝柚子（西柚或葡萄柚）汁，血管更健康，能预防心脏病。每天喝 340 毫升柚子汁就足以改善血液循环。

科学家已发现，柚子中富含有益于健康的自然化学物质黄烷酮。新研究中，研究人员招募了 48 名 50 ~ 65 岁的健康女性参试者。这个年龄段被认为是心脏病高发年龄段。参试者被随机分为两组：一组参试者每天喝 340 毫升富含黄烷酮的柚子汁，另一组参试者饮用看上去完全一样但不含黄烷酮的饮料。为期 6 个月的实验结果显示，经常摄入含有黄烷酮的柚子汁的参试者，其血管健康状况明显改善；而饮用不含黄烷酮饮料的参试者，其血管健康状况改善很少或根本没有任何变化。

新研究结果表明，健康绝经女性常喝柚子汁，患动脉硬化概率就会明显降低。这与柚子中的黄烷酮类物质有关。研究人员还告诫：由于柚子会干扰心脏病药物药效，已罹患心脏病的患者应慎喝柚子汁。一杯柚子汁就会使降脂药或降压药产生更大的药物副作用。

肺心病的中医食疗方

肺心病也称慢性缺氧血性肺源性心脏病。关于肺心病的治疗，除了要按医嘱服药外，饮食也是治疗肺心病不错的选择。

食方一：生姜汁适量，南杏仁 15 克，核桃肉 30 克，捣烂加蜜糖适量，炖服。本方具有温中化痰、补肾纳气的作用。肺肾气虚者适宜用本方。

食方二：牛肺 150 ~ 200 克切块，糯米适量，文火焖熟，起锅时加入生姜汁 10 ~ 15 毫升，拌匀调味服用。牛肺能以脏养脏，适用于肺虚咳嗽的病人。

食方三：苏子 12 克，粳米 100 克，冰糖少许。先将苏子洗净，捣碎，与粳米、冰糖一同入锅内，加水适量，先用武火煮沸，再改为文火煮成粥，每日分早晚 2 次温服。本方具有健脾燥湿、化痰止咳之功效，适用于咳嗽痰多、胸闷纳呆者。

如何预防小中风？

均衡饮食。饮食要有合理结构，以低盐、低脂肪、低胆固醇为宜，适当多食豆制品、蔬菜和水果，戒除吸烟、酗酒等不良习惯。

适当运动。平时要经常进行颈部的活动，可以转动颈部，也可以前后作用运动，更好的办法是定期进行颈部的按摩。这种外力会强迫颈部的运动，可以减少血脂在颈动脉的沉积，加速血液循环，预防血栓的形成。

舒缓生活压力。压力引发高血压、心脏病、糖尿病和脑血管疾病，可以导致中风。情绪、压力和焦虑的管理往往包括行为和情绪反应的方法。压力不是客观可测量的，需要一个长期的方法来优化控制。

注意预后。中风患者在气候变化时应当注意保暖，预防感冒；不要用脑过度；平时外出时多加小心，防止跌跤；起床、低头系鞋带等日常生活动作要缓慢；洗澡时间不宜太长；注意治疗原发病，防止再发脑血管病。根据不同病因，坚持治疗，定期复查必要的项目。

适度举重可防中风

想远离心血管疾病，就适度练练举重吧，因为它的效果比跑步还好。一项新研究称，每周举重 1 个小时，可以降低心脏病和中风的风险。

研究人员发现举重可降低代谢综合征患病率。代谢综合征是高血压、高血糖、血脂异常等症状的统称，可能导致冠心病、中风和糖尿病。数据分析结果表明，每周进行举重等阻力锻炼 1 小时，可将代谢综合征风险降低 29%，高胆固醇血症风险降低 32%，心脏病发作和中风风险降低 40% ~ 70%。

研究人员表示，身体肌肉是燃烧热量的动力装置，有助于关节和骨骼的活动，对促进代谢也有好处。如果练出了一身肌肉，即便没有进行有氧运动，也可以燃烧掉更多热量，有效防止肥胖，对身体健康有深远的益处。专家说："人们可能认为阻力运动不如有氧运动那样容易长时间实施，实际上，只需要两套杠铃、不到 5 分钟的仰卧推举，就可以起到作用。"专家还补充道："新研究中所说'举重'并非要求我们一定要去健身房练习，拎重物逛街或者在院子里挖土掘洞等也有好处，因为通过提举重物的动作来增强肌肉力量才是关键。"

每天吃鸡蛋防中风

研究发现，每天吃 1 个鸡蛋中风风险平均降低约 12%，男性中风风险下降 15%，女性中风风险下降 8%，不同国家居民患冠心病的风险下降 3% ~ 10%。研究还发现，吃鸡蛋对亚洲国家居民健康最有效。鸡蛋含有蛋白质、抗氧化剂等，对血管可能有促进作用。

黄芪治心脑血管疾病

具体方法是：黄芪 30 克，葛根、桑寄生各 15 克，丹参 20 克，生山楂 10 克，水煎，分早晚 2 次趁温热服用，每日 1 剂，尤其适合患有心脑血管疾病的老年人。

高血压患者要注意黄芪的使用。气血两虚型高血压患者（症见眩晕、心悸、少眠、气短懒言、疲乏无力、饮食减少、面色萎黄、发色不泽、唇甲无华、舌质色淡等），适合使用此方；而肝阳上亢型高血压患者（症见眩晕耳鸣、头目胀痛、面红目赤、急躁易怒、头重足轻、舌红等），若要使用此方，应把黄芪改为天麻，用量以 10 克左右为好。

4类食物预防脑血管病

多吃含钾、钙丰富的食物。土豆、茄子、海带、莴笋含钾较高，牛奶、酸牛奶、虾皮等含钙丰富，都是脑血管病人理想的食物。

多吃新鲜蔬菜、水果。蔬菜、水果含有丰富的维生素，特别是维生素C、胡萝卜素和矿物质钙、磷、钾、镁等。维生素C可以降低胆固醇，增强血管的致密性。钙可防止骨骼和牙齿疏松。镁参与心肌酶的代谢。钾能维持体内渗透压的平衡，参与酶系统的活动。建议脑血管病人每天进食新鲜蔬菜的量不少于400克，水果100 ~ 200克。蔬菜以深绿色或黄色为佳，水果以草莓、橘子、猕猴桃等为佳。

适量补充蛋白质。每周吃2 ~ 3次鱼类蛋白质，可改善血管弹性和通透性，改善中枢神经系统对血压的调节功能，促使钠离子从尿中排出，从而降低血压。建议多吃鱼、牛奶、鸡蛋、豆腐等，尽量少吃动物内脏。

适当进食海产类食物。海鱼含有不饱和脂肪酸，能使胆固醇氧化，从而降低血浆胆固醇，还可延长血小板的凝聚，抑制血栓形成，防止中风。海鱼还含有较多的亚油酸，对增加微血管的弹性、防止血管破裂、防止高血压并发症有一定的作用。另外，海带、紫菜等海产品中钾的含量较高，对缓解脑血管病情也有比较好的作用。

5 类护心菜记得常吃

冠心病患者的饮食原则是：控制热量，少吃多餐，防止肥胖，多吃水果、蔬菜，因其丰富的食物纤维能降低人体对胆固醇的吸收。冠心病病人应该经常食用以下 5 类蔬菜，对恢复身体有好处。

海藻类。海带、紫菜等海中植物大多含有丰富的蛋白质、维生素、微量元素等，对降低胆固醇、甘油三酯有良好的作用。

香菇、木耳。此类食物含有大量维生素及有益于身体的微量元素，对于胆固醇过高而引起的动脉硬化、高血压及急、慢性肾炎、糖尿病病人，无疑是食物疗法的佳品。

芹菜、芫菜。医学研究表明这两种菜具有降低血压、镇静安神的作用，尤其对冠心病伴高血压病人更为合适。

洋葱。洋葱含有一种较强血管扩张作用的前列腺素 A，能舒张血管，降低血液黏度，减少血管压力，具有降血脂、抗动脉硬化的功能。

葱、生姜、大蒜这类调味品。它们具有明显的改善脂质代谢、减少胆固醇在肠道中的吸收作用，能有效地防治冠心病。

当然，一些常见的水果对于冠心病病人而言，也是不错的选择。苹果中的纤维可以降低密度脂蛋白的含量，对于冠心病、高血压及动脉硬化有较好的防治作用。山楂有较明显的降压作用，对心肌缺血也有一定的保护作用，还有较强的降血脂作用。

此外，葡萄、鲜枣、柑、橘等水果被称为会消灭“体内脂肪”的水果，能帮助减少人体内多余的脂肪，降低血脂，对冠心病的防治有积极作用。不过，专家提醒，如果冠心病人合并有糖尿病则应适当限制水果的摄入。

柠檬冰糖汁防动脉硬化

将柠檬榨汁，加冰糖适量饮用。柠檬中含有丰富的维生素 C，还含有钙、磷、铁和 B 族维生素等。常饮柠檬汁，不仅可以白嫩皮肤，防止皮肤血管老化，消除面部色素斑，而且还具有防治动脉硬化的作用。

醋泡西红柿防动脉硬化

西红柿中的番茄红素可有效防止动脉硬化。小西红柿中番茄红素是普通西红柿的 2 倍。如果将陈醋与小西红柿搭配食用，更好吸收。

具体方法是：小西红柿 20 个，陈醋 200 毫升，白糖 1 匙，盐 1/3 小匙。小西红柿洗净去蒂，用牙签均匀扎好孔；其余原料放入锅中，边加热边搅拌，直到糖和盐溶化；把小西红柿放入瓶中，再倒入完全冷却的混合液体，5 ~ 6 小时后即可食用，每天吃 6 个左右。醋泡西红柿可放在冰箱冷藏室里保存 1 周左右。

海参冰糖羹治动脉硬化

海参 20 ~ 30 克,冰糖适量。先将海参用清水泡发，洗净后放入锅中，加水适量。先用武火烧沸，再用文火炖烂，加入冰糖稍煮。每日服 1 次，能有效防治动脉硬化。

海带粳米治动脉硬化

海带 15 克，粳米 100 克，猪瘦肉 50 克。以上材料同煮粥，用适量食盐或白糖调味食用即可。

米醋萝卜菜治动脉硬化

研究发现，白萝卜可以降低血脂，软化血管，稳定血压，能够防治动脉硬化。此方辛凉解表，消食解毒，也可以用于预防流行性感冒。

原料及做法：生白萝卜 250 克，米醋适量。将萝卜洗净切成小的薄片，放花椒、食盐少许，加米醋浸 4 小时即可。食用时淋香油。可当佐餐食用，每日 2 次。

第六章 骨骼与四肢

如何缓解手脚发麻?

适当运动促进血液循环。长期保持一个固定的姿势，会造成血液循环不畅，神经末梢麻痹，形成手脚发麻的感觉。此时只要及时活动下手脚，在短时间内就可以恢复正常。老年人出现手脚发麻的情况时，可以适当运动一下，活动一下身体，加快血液的流动，促进血液的循环，可以有效地帮助老年人缓解手脚发麻的症状。

适当补充维生素 B。长时间胃肠道功能紊乱，摄食减少，会造成机体缺乏足够的蛋白质和维生素。特别是缺乏 B 族维生素，会导致营养与代谢功能阻碍和神经传导速度减缓，引起末梢神经炎和神经根病变，造成手足麻木。因此老年人要适当补充维生素 B，提高身体的代谢功能，缓解手脚发麻的情况。

注意保暖。人体对温度有一个感应度，超过人体感应度的寒冷状态下，手脚感觉神经失灵，表现为手脚发麻，无知觉症状。受冻时间过久，会造成该部位永久性组织坏死。老年人身体越来越差，感知功能也随之下降，对冷暖的感知能力低于正常成年人，因此寒冷天气时更要注意保暖，以免生病。

4个运动妙招预防手麻

水瓶练腕力：准备约250毫升的瓶状物，如饮料罐、小水瓶。将手掌朝下，握住装满水的瓶子，以缓和的速度将手腕上举及下弯，上下皆维持5秒，来回10次，可活动手腕，预防手麻。

拉筋解腕伤：将手臂向前伸直，手心朝下，用另一只手将手背向下压，再将手掌向内扳，各维持10秒，来回10次。这样可以缓解日常搬举东西的手腕损伤，预防手麻。

双手平举转手腕：两臂前平举，手握空心拳，以手臂为轴心，向内旋转拳头，连转15～20秒，反方向做一遍。可以帮助放松腕部肌肉，松弛手臂神经。

张指压桌握拳：五指张开垂直压桌面4～5秒，接着用力握拳4～5秒，然后将五指张开，这两个动作重复多做几次，可以预防手麻。

手指发凉疼痛试试温经通络汤

受寒、疲劳、情绪波动及精神紧张后突然双手指苍白、发凉、疼痛，接着变为青紫或紫红色，麻木、发胀，将手放入温水中或者加热后，症状逐渐缓解，此种情况在医学上称为“雷诺氏病”，冬季发作较频，患者可以试一试温经通络汤。

药物组成及用法：炙黄芪60克，当归、炒白芍各20克，桂枝、制乳香、制没药、炙甘草各10克，细辛3克，川芎、玄胡、炒地龙各15克，熟附子6克，水煎2次，分早晚2次温服，每日1剂。一般服药10 ~ 15剂，指端苍白、紫暗、冷痛麻木等症状可消失。

该病属中医“厥证”“脉痹”范畴，多因气血不足、复感寒邪、气血凝滞、瘀血阻滞脉络、肢端供血不足所致。方中黄芪、当归补气养血；白芍益阴和营，缓急止痛；桂枝、细辛温经通阳又祛寒，增加肢体末梢血流量；川芎、玄胡、乳香、没药活血化瘀，加速血液循环；附子为纯阳之品，可破阴寒而振奋阳气；地龙通络达络；炙甘草缓急止痛，调和药性。诸药相伍，益气养血，使邪出阳复，脉道畅达，诸症消失。

6招防腿部衰老

多练深蹲。深蹲可以延缓腿部老化，加强肌肉量，让关节得到强化。每天坚持 50 ~ 100 次深蹲，会比同龄人腿部更加有力。

揉腿肚。两只手分别左右握住腿肚，进行上下揉搓，可以促进血液流通，每次 30 下，做 4 ~ 5 组，可以让小腿保持健康状态。

按摩足底。足底穴位多，平时多按摩足底，搓揉到发热，可以刺激五脏六腑，强肾补虚，对身体健康有好处。

多踮脚。每天坚持踮脚尖 100 次，可以锻炼小腿，强化肾脏功能，让腿部肌肉不老化。

压腿。拉筋压腿可以促进经络气血，防止筋骨老化，每次压腿 10 分钟，让腿部经络拉长，腿部变柔软，意味着腿部变年轻。

坚持泡脚。泡脚可以促进双腿血液回流，冬天双腿不发冷，容易回暖。每天泡脚 20 分钟，让腿部保持健康状态。

怎样有效改善水肿？

睡前 1 个小时不喝水。喝水过多或者过少都会引发水肿的发生。喝水最好是白天的时间把人体 1 天所需的水分全部喝足，不要等到渴了再喝水，晚上睡觉 1 个小时前不要吃任何东西，也不要喝水。

少吃甜品，吃低盐食品。各种含糖的糕点、饮料，最好不要碰，含糖量过高会导致高血糖的发生，同时也会导致下半身的水肿发生。腌制食品对身体有百害而无一利，会导致体内盐分过多，导致水肿发生。

选择优质食用油。使用劣质的油也极易造成水肿，尽量少点外卖，少在外面吃饭，自己多在家做饭，做饭时选用品牌的色拉油或者橄榄油。

养成良好的作息时间。不要熬夜，熬夜会造成眼部的水肿，导致血液循环不畅通、新陈代谢缓慢，因此要养成良好的作息习惯。

吃消水肿食物。对抗水肿，可适度吃点高钾、利尿和含碘食物。如香菇、西兰花、冬瓜、番茄、葡萄、海带等，可促进钠的排出，改善下肢血液循环。

按摩敲打胆经。可以舒经通络，活血排毒，血液循环快了，身体就会有足够的能量来排除垃圾，体内的水肿、毒素自然就会去除。具体方法：坐床上伸直双腿，或把脚放在一个小凳子上，用拳头捶大腿两侧。从大腿外侧根部开始一直敲到膝盖，敲 50 组。

两道消水肿药膳

冬瓜粳米粥。原料：鲜冬瓜100克，粳米适量。做法：将冬瓜洗净，切成小块，同粳米煮成稀粥食用，对脚踝和小腿的水肿有消肿作用。但冬瓜性寒凉，脾胃虚寒易泄泻者慎用，久病与阳虚肢冷者忌食。

山药薏仁粥。原料：山药30克、薏米30克、大枣10枚、小米50 ~ 100克。做法：薏米提前浸泡1晚、与洗净的山药、大枣、小米共同煮粥，有助于调养脾胃，减轻水肿。

老人适当静蹲可防骨质疏松

老年人随着年龄的增长，身体里面的骨质会逐渐流失，骨头会越来越脆。在体力充足的前提下，老人适当锻炼靠墙下蹲、弓步下蹲、平板支持等腰部、下肢的力量锻炼，有助于保持骨骼的密度，预防运动损伤及骨质疏松的发生。

靠墙静蹲：背靠墙壁，大腿平行地面，小腿垂直地面，保持不动，从20秒开始，循序渐进到2分钟。如果感觉难度太大，可以将身体适当上移，但应保持小腿与地面垂直。

弓步下蹲：身体站直，一只脚向前跨出一步下蹲，然后收脚站立。两脚交替，各做 10 ～ 15 次。弓步下蹲时膝盖不能往内扣，腰背要挺直，目视前方。

平板支撑：身体挺直，用两个胳膊肘和脚尖支撑身体。保持不动，从 20 秒开始，循序渐进到 2 分钟。

常吃醋预防骨质疏松症

骨质疏松症是一种常见疾病，而造成骨质疏松症的原因有很多，其中包括饮食不合理。有人认为，吃醋是造成骨质疏松症的重要原因之一。那么，事实是否真的如此？

骨质疏松症出现的原因有很多，如体重过低、饮食中钙和维生素 D 缺乏、年龄增大等。吃醋非但不会增加骨质疏松症的风险，反而可起到预防骨质疏松症的作用。因为醋能够帮助胃酸偏少的人把食物中的不溶性钙变成离子状态，有利于钙的吸收。不仅如此，陈年酿造的醋本身含钙量也比较高。

药酒与热敷可治颈椎病

中医治疗颈椎病主要有按摩、药酒、艾灸、热敷等方法，现为大家简单介绍以下两种：

药酒法。取穿山龙、独活、赤芍、威灵仙、川牛膝、生姜各 30 克，骨碎补、三七、花椒各 20 克，川乌 10 克，放入 1000 毫升 50 ～ 60 度的白酒中浸泡 7 天。该药酒可温阳散寒，化瘀通络，祛风止痛，涂抹在颈椎、腰椎疼痛部位，可有效缓解疼痛。

使用时不需用劲，轻轻抹上即可，然后贴上保鲜膜，2 个小时左右感觉皮肤发热就可以揭掉。不分早晚，每天 1 次，做完后用清水洗净，以免过敏。

热敷法。取大青盐（大粒盐）1000 克，生龙骨、生牡蛎、灵磁石、紫磁石、青磁石、鹿角霜、滑石块各 50 克，将上述药物研碎，装入纯棉制的口袋中，使用时在微波炉用中高火加热 2 分钟，以不烫皮肤为度，放在疼痛部位即可，药袋凉后即可撤去。该法也适合中老年人腰腿痛的治疗。

中药包热敷治颈部不适

方一：伸筋草、透骨草、海桐皮、荆芥、防风、附子、千年健、威灵仙、桂枝、路路通、羌活、独活、麻黄、红花各30克。上药共研为粗末，装入15×10厘米的布袋内，每袋150克。用时加水煎煮30分钟，稍凉后，热敷于颈部，每次30分钟，每日2次。适用于各型颈椎病。

方二：兔儿散、刘寄奴、伸筋草、秦艽、桑寄生各12克，桂枝、五灵脂、红花、大蓟、小蓟、乳香、没药各9克，苏木6克。上药煎好后，将两块毛巾浸泡在药水中，拧干后轮流热敷颈部。每天2～3次，每次30分钟，每剂药可用2天。适用于各型颈椎病，尤其适用于疼痛剧烈、病史长者。

方三：川乌、草乌各90克，附子、乳香、没药、当归、姜黄各60克，川芎、防风、桂枝、马钱子、延胡索各30克。上药共研为粗末，装入15×10厘米的布袋内，每袋150克。用时将布袋加水煎煮30分钟，稍凉后，热敷于颈部。每次30分钟，每日2次，每剂药可用3天。适用于各型颈椎病。

方四：吴茱萸300克，黄酒50毫升。将吴茱萸研末后加黄酒拌匀，入锅中炒热，装入布袋中，待布袋稍凉后热敷于颈部，冷后再炒再敷。每次30分钟，每日2次。适用于头痛、颈部疼痛剧烈者。

颈椎不适试试外敷法

长期低头伏案工作的人，颈椎长时间处于屈曲位，颈部肌肉和韧带长期处于紧张牵拉状态，容易引发颈椎病。一些简单易行的外治疗法，可有效缓解颈椎病引起的不适。

中药外敷。荷叶、薄荷、石菖蒲、白芷、厚朴、桂枝、川芎、独活各100克。若颈项痛重，加僵蚕、羌活各100克；颈项酸困不适，加苍术、秦艽各100克；颈肩挛痛，加白芍、姜黄各100克；肢麻较甚加全蝎60克、地龙100克；上肢活动受限，加桃仁、桑枝各100克；骨质增生加威灵仙、炮山甲各100克。将这些药物研碎后混合，使之成为软硬适度的枕芯，枕其睡觉可防治颈椎病。

热水袋外敷。取热水袋1个，灌入60 ~ 70℃热水，外包一层毛巾，放于颈肩部压痛点。

坎离砂热敷。将坎离砂（医院有售）装入布袋中，用时加适量醋，使其自然发热，放于颈部疼痛处，再盖上毛巾保温。操作过程中避免烫伤，坎离砂用后不要丢弃，可反复使用。

炒盐敷。取粗盐 500 克，放铁锅内炒热，趁热装入布袋，置颈部疼痛处热敷。

五子散包治肩周炎

冬季，肩周炎很容易反复发作，患者的肩部疼痛及肩关节活动受限明显加重。防治肩周炎，不仅要重视肩关节的保暖防寒，还可选用具有温经通络、散寒止痛作用的中药包来热敷。

具体方法：紫苏子、白芥子、菟丝子、莱菔子、吴茱萸各 100 克。共装入纱布袋内，系好袋口，放入微波炉中加热 3 分钟（加热时需在微波炉中放一杯清水，以防止药物被烤焦），然后趁热用此药袋敷患肩（注意避免烫伤），直至药袋变凉，每天可敷 2 ～ 4 次，每个药袋可反复加热 20 次。

值得一提的是，患者在使用五子散包热敷患肩后，应立即活动患肩，以促进肩关节对药物的吸收；活动患肩时的强度应以患肩感到微微疼痛为宜，每次应至少活动30分钟。

老姜葱头对付肩周炎

肩周炎，又名漏肩风、五十肩等，与受风寒湿有关。夏季湿邪容易入体，长久待在空调房中，又容易使寒邪入侵，引发肩周炎。

老姜也就是干姜，温经散寒；葱头辛温，能散寒解表，温通阳气；白酒大辛大热，能够散寒活血通经。三者混合，用小火炒热，更助热性，发挥温阳散寒、活血通经、止痛消肿的功效。

做法：将老姜、葱头（洋葱）捣烂，用小火炒热后，加白酒再炒片刻。睡前趁热敷在疼痛处，以能忍受为度，用毛巾包紧。次日取下，每剂药可用3～4次。注意：外用此方的同时，应适当加强肩部按摩和活动，可增强药物功效。

热敷姜片驱散关节痛

阴天下雨、天气骤冷时，有些人会感到腰痛、关节疼痛，此时，可将生姜切成 1 厘米厚的片，放在浓盐水中煮熟，然后用热的生姜片外敷腰部和膝关节。

中医认为，肾主骨生髓，腰椎及骨关节疾病和肾精损耗、化生不足有关。使用盐水煮后的生姜，其咸味入肾，热助阳气，辛散气结，所以对这类寒瘀凝滞的疼痛有效。

除了把生姜煮熟，也可以把鲜姜捣烂取汁，干净棉花浸入姜汁中再晒干。然后将晒干的药棉敷在关节疼痛处，包上纱布，可起到活血散寒、舒筋通络的作用。

6 节手指操缓解关节炎

第 1 节：握拳。双手及手指完全展开，再缓慢握成拳头，大拇指翘起。然后慢慢将手指展开，恢复到最初位置。

第 2 节：弯曲指关节。手指伸直，然后弯曲指关节，力度以感到舒适为宜，然后伸展指头到笔直位置。

第 3 节：弯曲大拇指。先用右手握住左手大拇指根部，保持大拇指稳定，然后将大拇指上半部分尽量弯曲，有拉伸感为宜。拇指指尖回位。

第 4 节：上提手指。将手掌放在桌面上，所有手指散开。然后慢慢地将手指头逐一往上提。每根手指提起后保持 10 秒，再缓慢放下。

第 5 节：O 型手势。伸出左手，手指伸直，再将所有手指向内卷起，直到指尖碰到一起，形成字母“O”状。保持 10 秒后，再慢慢将手指伸直。

第 6 节：玩泥巴。可以随心所欲地将泥巴捏成各种形状。

腰酸背痛按肩井

揉肩的最常用穴位是肩井穴，取穴时一般采用正坐、俯伏或者俯卧的姿势。此穴位于我们的肩上，大椎穴与肩峰端连线的中点，即乳头正上方与肩线交接处。

按摩肩井穴能够直接或辅助治疗肩膀酸痛、头重脚轻、眼睛疲劳、耳鸣、高血压、落枕等。具体的操作方法是，被按摩者坐直，按摩者可以站在其身后，双手虎口张开，四指并拢，自然搭在被按摩者双肩井部位，四指与拇指做拿捏动作。需要注意的是，按摩肩井穴位的力度不要过重、过久，如果有高血压或有心脑血管疾病，更不可久按、重按。

金毛狗脊茶缓解腰痛

中医认为，腰痛是由外感寒、湿、风、热之邪，或内伤久病、年老体衰、劳力过度、挫闪跌仆等原因，导致腰部失养、气血运行不畅而产生疼痛，常因劳累过度、天气变化、体位不当等因素加重。冬季，因受寒腰痛加剧者，可用金毛狗脊（蚌壳蕨科植物“金毛狗”的根茎）泡茶缓解。

取金毛狗脊 20 克，用水煎煮，频频代茶饮。腰为肾之府，若肾气不足，寒湿易侵袭腰部，影响气血流畅，让人感到酸楚困痛。金毛狗脊味苦甘，性温，具有祛风湿、补肝肾、强腰膝、利关节的功效，常用来治疗肾气不足导致的腰背酸痛、膝痛脚弱、寒湿周痹等。《本草纲目》中有记载，金毛狗脊“强肝肾，健骨，治风虚”。它主要适用于症状表现为腰部冷痛、身体沉重，遇寒冷、阴雨天发作或加剧，静卧痛不减，得温则稍缓解的患者。

4招防腰痛

旋转腰部：两腿分开站立，与肩同宽，双臂向前平伸，按顺时针和逆时针方向旋转腰部各100圈。通过旋转运动，可增强腰部关节的灵活性，改善腰椎的营养状况。

前后弯腰：先向前弯，两腿并紧站立，双臂自然下垂，向前弯腰，尽量让手指触到地面，然后还原，连做36～72次。再向后弯，头部慢慢后仰，腰部向后弯曲，直到不能再弯时为止，然后还原，连做16～32次。通过弯腰运动，改变直立时腰椎的承重状态，增强腰椎韧带和骨质的韧性。

伸展腰部：两腿并紧站立，双手手指交叉，手心向上，举过头顶，两腿站稳，双臂用力上举，腰部用力向上抻，并微向后倾，直到抻不动时为止，坚持半分钟，连做8～16次。通过抻腰运动，可使长期负重的腰椎得以伸展，增大关节间隙，缓解腰肌的紧张状态。

按摩腰肌：先将两手搓热，再将双手手掌放在后腰上，上下往复搓揉，直到腰部发热。然后将双手握为拳头，捶击腰部的肾俞穴位 100 ~ 200 次。通过对腰部的按摩可促进血液循环，改善腰肌的生理功能。

运动法缓解腰酸背痛

“拱桥式”运动：取仰卧位，双膝屈曲，同时腰部缓慢向上挺起，臀部抬高离床，保持 5 ~ 10 厘米，维持 10 秒，然后缓慢还原。每次 10 ~ 15 个。

“小燕儿飞”运动：取俯卧位，双手放在背后，四肢及胸部同时缓慢上抬，离开床面，保持 10 秒，然后缓慢还原。每次 10 ~ 15 个。

“侧桥”运动：取侧卧位，用同侧的前臂和脚的外侧作为支点，支撑起身体，身体要保持正直，也是保持 10 秒，每次一边 10 ~ 15 个，然后换对侧，用同样方法进行。

“平板支撑”运动：取俯卧位，身体成一条直线，接着用双足脚趾和前臂做支撑，腹肌收缩保持 10 秒，再放松，注意全过程不要憋气，同样保持 10 秒，每次 10 ~ 15 个。

核桃山楂缓解腰痛

工作繁忙的上班族运动少，一坐就是一天，长期如此容易肾虚，导致腰酸背痛，常服核桃山楂饮对此有一定的缓解作用。

具体制法：取核桃仁 150 克、山楂 50 克、白糖 200 克，核桃仁加水少许，用食物加工机打成浆，再加适量凉开水调成稀浆汁。山楂去核、切片，加水 500 毫升煎煮半小时，滤出头汁后煮取二汁，两汁合并，再放置在火上，加入白糖搅拌，溶化后缓缓倒入核桃仁汁，边倒边搅匀，烧至微沸即可。早晚各服 1 次，温服为宜。

中医外治法治落枕

落枕是一种常见病，去医院好像有点“小题大做”，不治疗又疼痛难受。介绍几种中医外治方法，简便易操作，且疗效明显，可供参考选用。

艾灸法。患者取坐位，在患侧经渠穴（前臂掌面桡侧，桡骨茎突与桡动脉之间凹陷处）放置厚约 0.5 厘米并刺有小孔的姜片，将艾炷放在姜上施灸，以患者感觉舒适、不灼伤皮肤为宜，时间 15 ～ 20 分钟，每日 1 次，共治疗 3 次。

热敷法。取 300 ～ 500 毫升的米醋，取一块棉纱布浸泡在米醋中，然后将此棉纱布平敷在颈部肌肉疼痛处，再将一个热水袋放在棉纱布上热敷，持续 20 ～ 30 分钟。热水袋的温度不宜过高或过低，以 70 ～ 80℃为宜；热敷的同时，患者可不断活动颈部以加强疗效，一般用此法治疗 1 ～ 2 次后，疼痛可明显缓解。

拔罐法。在颈部压痛最明显处，选用适当口径的罐具吸拔 15 分钟左右，对落枕的疼痛有缓解作用。

麦麸加醋热敷治落枕

取 100 毫升醋，放在火上加热至沸腾，把麦麸，也就是麦皮，倒入醋中。在倒麦麸的过程中，要不停地搅拌，直到醋完全被麦麸吸收为止，和完醋的麦麸最好不要太稀，黏连成块的状态最好。和好之后把火关掉，待麸块的温度降到 40℃左右，把它敷在落枕的部位，然后再用纱布裹好。每天晚上敷 1 次，每次敷 45 分钟。

在这个方子中，真正起作用的是醋。因为醋可以散瘀血，除坚积。现代医学发现，醋具有扩张血管的作用，这其实和中医讲的是一个道理。要想预防落枕，建议睡觉时还要注意选用适宜的枕头，枕头高度以 10 ~ 15 厘米为佳，不能太硬，还要注意多抬头活动颈部，防止颈肌劳损。

热韭菜汁治落枕

落枕的原因主要有两个方面：一是肌肉扭伤，如夜间睡眠姿势不对，枕头过高、过低或过硬，均可引起颈部一侧肌肉紧张，时间长了易导致局部气血运行不畅，疼痛不适，活动明显受限；二是感受风寒，如睡眠时受寒，使颈背部气血凝滞，经络痹阻，导致局部僵硬疼痛，活动不利。

韭菜对以上两种原因引起的落枕都有治疗作用。从中医的角度来说，韭菜可温中行气，具有活血散瘀、行气导滞的作用，因此韭菜自古就用于治疗跌打损伤等症。韭菜汁加热后能够促进局部血液循环，活血散瘀功效更佳。因此，落枕以后在颈部软组织损伤部位涂抹一层热韭菜汁，能够改善落枕症状。

具体方法是：将韭菜切碎，用纱布包裹后将其汁液挤到碗中，然后加热（不烧开），将温热的韭菜汁均匀涂抹于颈部疼痛处，每天7次左右，一般坚持两三天就会见效。和其他外用药相比，韭菜汁无副作用，可放心使用。

3个动作有效缓解脚跟疼

长时间走路、跑步会导致脚底肌肉疲劳，引发脚跟疼。以下3种简单的活动，能有效缓解症状：

推墙拉腿：站在墙前，左腿在前屈膝，右腿在后挺直，双手压在墙面上，身体前倾，感觉右腿有拉伸感蔓延至脚跟，保持30秒，然后换边做，能够拉伸腿部以及脚跟肌肉。

推按脚底：双手握住脚底，用大拇指以一定力度从脚跟往脚心缓缓推按，一次约1分钟，可酌情重复数次，然后换脚做。推按能深层按摩脚底肌肉，达到缓解脚跟疼的效果。

踩冰水瓶：将水瓶装满水冰冻后，用毛巾包裹住，然后一只脚踩在上面慢慢前后滚动5分钟，然后换脚做。这个动作能通过冰敷，令脚底肌肉得到放松。需要注意的是，如果两周后脚跟疼的症状仍未缓解，建议及时就医，以免延误病情。

四妙散缓痛风

虽然西药对于痛风有较好的效果，但只能暂时缓解急性发作。清代有一个很有名的医家张秉成在《成方便读》中就有一个治疗痛风的名方四妙散，组成为黄檗、薏苡仁、苍术、怀牛膝，有清热利湿、舒筋补肾的功效。

黄檗清利下焦湿热，薏苡仁渗湿消肿，苍术芳香燥湿且醒脾。中医认为，肾主骨。牛膝补肝肾，强筋骨，引热下行。四药合用，清热利湿，舒筋补肾，能有效缓解急性痛风病人局部关节红肿热痛、活动不利的情况。现代研究发现，四妙散能明显降低高尿酸血症的尿酸水平，改善痛风性关节炎的关节肿胀程度。

需要注意的是，慢性病患者慎用，对上述方药有过敏史者及过敏体质者慎用。

丝瓜络可缓解痛风

丝瓜络有祛风通络、引血清热之功。西医认为，丝瓜络含有甘露糖等多糖成分，具有利尿的功效。所以，饮用丝瓜络茶能够增加尿量，促进尿酸排出，减轻痛风症状。但相对于规范用药来说，仅靠丝瓜络茶治疗痛风，其药力稍显不足。对于痛风症状明显的人来说，可以在服用西药的同时，辅以服用丝瓜络茶，疗效会更佳。

清热凉血汤缓解痛风

清热凉血汤对于痛风性关节炎有不错的疗效，组方如下：茵陈、赤芍各 15 克，知母、黄檗、蒲公英、紫花地丁各 10 克。患者可根据自身具体情况做药物或分量的加减，连服 1 个月，痛风症状可明显缓解。

玉米须泡茶防痛风

玉米须有清肝利胆、利水通便的功效。经常喝玉米须茶能有效预防痛风发作。取鲜玉米须 3 克(干品减半),

加500毫升开水冲泡，当茶饮用，喝完可续水，至味淡，每日1剂，连续15日。

4款痛风食疗方

冬瓜汤。冬瓜300克（不连皮），红枣五六颗，姜丝少许。先用油将姜丝爆香，然后连同冬瓜切片和红枣一起放入锅中，加水及适量的调味料煮成汤。适用于痛风发作之时。

萝卜汤。萝卜250克洗净切块，植物油50克同煸，继加柏子仁30克、水500毫升，同煮至熟，加盐少量。食萝卜及汤，可常服。适用于痛风发作时。

薏仁粥。取适量的薏仁和白米，两者的比例约为3∶1。薏仁先用水浸泡四五个钟头，白米浸泡30分钟，然后两者混合，加水一起熬煮成粥。适用于痛风缓解之时。

芹菜粥。芹菜100克（连根须），洗净后切碎，与大米30克同煮至粥熟，入少量盐、味精。可常食，痛风急性发作时尤宜。

常练脚踝操治手脚冰凉

老人常做脚踝操，可改善脚踝僵硬化，使其柔软灵活，血液可顺畅通过脚踝，不至于手脚冰凉，确保脚部健康。

上下活动脚踝：坐在椅子上或床上，一只脚着地，另一只脚略微伸直，配合呼吸活动脚踝及脚掌。呼气时脚尖尽量向下压；吸气时脚尖尽量往上勾。呼吸速度不宜太急，两脚各做 10 次（多做不限）。

旋转脚踝：以跷二郎腿的姿势，将左脚曲起，置于右侧大腿上，以右手手指能轻易握住左脚趾为标准。然后左手握住左脚踝的上方，使脚踝不动；右手握住左脚前掌，向左右各旋转 10 次；然后换右脚同样做 10 次。

伸直脚踝：跪坐，脚背朝下，上身缓缓向后仰，以尽量拉伸脚踝前端的肌肉（此刻脚踝被拉得很酸），保持这个姿势约 1 分钟（或更长）。

强化脚踝：站在台阶上，两脚脚尖前 1/3 着地，其余 2/3 悬空站立。为了强化脚踝力量，可踮起脚尖后放下，再踮起后放下，共做 10 次（老年人做这节体操时，请注意安全）。

“一穴一汤”治手脚冰凉

很多人一到冬天就容易手脚冰凉，感觉从内往外透着凉气，怎么也捂不热。对此，只要用好“一穴一汤”，就能有效缓解冬季手脚冰凉的毛病。

一穴：冲门穴。手脚冰凉者可每天按揉或拍打一下冲门穴。冲门穴是足太阴脾经上的穴位，具有健脾化湿、理气解痉的作用。根据“寒则补而灸之，热则泻针出气”的理论，经常用搓热的手按揉冲门穴，可以健脾温中。

冲门穴位于人体的腹股沟外侧，距耻骨联合上缘中点 3.5 寸，髂外动脉搏动处的外侧，每天按揉 1 ~ 2 次，每次 5 分钟左右，可以增强健脾、益气、温阳的效果，缓解手脚冰凉等不适。如果配合足三里（小腿外侧，犊鼻下 3 寸）、三阴交（腿内侧，当足内踝尖上 3 寸，胫骨内侧缘后方）两穴位同时按摩，效果更好。

一汤：三红汤。要缓解阳虚，除了远离寒凉食物、注意保暖外，补阳是关键，其次要活血。三红汤中的红枣性温味甘，有益气补血、健脾和胃、养血安神的功效，可改善血虚萎黄；红豆性平，味甘酸，可利尿，消肿，健脾；红糖性温，味甘，有益气补血、健脾暖胃、缓中止痛、活血化瘀的作用。

方法也很简单：红豆 250 克，红枣 15 ~ 20 枚，红糖适量。先把红豆浸泡 2 个小时，红枣洗净去核后，一同放入锅中，加入 600 毫升水煎煮，待枣和红豆熟烂后加入红糖服用，可治疗因气血不足引起的手脚冰凉、贫血、月经不调等症。情绪烦躁易怒者，可加些玫瑰花、绿萼梅；如同时伴有血瘀症状者，可加些红花、当归。

中药外敷方治好老寒腿

具体方法是：艾叶 30 克，乳香、没药、白芷、荆芥、防风、羌活、独活各 15 克，透骨草 20 克，红花、干姜、吴茱萸、元胡各 10 克，细辛 5 克，大粒盐 250 克。共捣为粗末，装入缝好的棉布袋内，外套保鲜膜，放入微波炉内用高火加热 1.5 ~ 2 分钟，取出敷于患处，每日 1 ~ 2 次，具有活血祛瘀、散寒止痛的功效，尤其对老寒腿效果明显。

注意事项：加热后药袋十分烫手，取出时要戴手套或垫上干毛巾，热敷时也要注意防止烫伤，可用干毛巾垫上，待温度降低时再撤下。

温馨提示：在敷药的同时要注意保暖，穿厚些的衣服和袜子，避免受寒；平时多用热水泡脚；注意膝关节保健，进行舒缓的体育锻炼，如打太极拳、散步等。疼痛缓解后，每日平地慢走 1 ～ 2 次，每次 20 ～ 30 分钟；老年人要多晒太阳。

老寒腿发作试试温针灸

老寒腿是民间的俗称，相当于现代医学的膝关节骨性关节炎，好发于中老年人。中医认为老寒腿属“痹证”范畴，乃由风、寒、湿三邪侵入人体经脉，造成气血运行不畅、经络不通而起。天气渐冷，老年人该如何预防和治疗老寒腿呢？防治老寒腿，中医有妙招，那就是温针灸。

温针灸是针与灸的完美结合。针刺有促进气血调和、通经活络的作用，艾灸有调和气血、舒筋通络、解郁止痛的作用。温针灸是在针刺穴位的基础上加用艾炷进行温灸，在获得针刺疗效的同时，又借助艾灸火的热力给人体以温热性刺激，具有温通经络、行气活血、祛湿逐寒、消肿散结、回阳救逆的作用。温针灸治疗老寒腿的常用穴位包括膝眼、梁丘、阳陵泉、膝阳关、鹤顶、足三里。

如果在家中无法进行温针灸操作，也可针对上述穴位进行艾灸，手持一支点燃的艾条，在距离穴位 2 ~ 3 厘米处进行悬灸，使局部感觉温热，每次 5 ~ 10 分钟，灸至皮肤红晕为度，每天 1 次。温度过高难以忍受时，可以适当上下移动艾条，注意不要烫伤、烧伤。

防治老寒腿，一定要注意保暖和适当的锻炼。居室内要温暖，衣物被褥要常晒防潮；降温、天气转冷时，及时增添衣裤、被褥，尤其要注意膝关节的防寒保暖，外出时可使用保暖护膝。要适当锻炼，活动量以身体舒服、微微出汗为度，持之以恒的锻炼对预防老寒腿很有必要。

山楂加红糖治老寒腿

山楂的功效其实是非常强大的，在治疗老寒腿这一疾病上也有一定的帮助。准备 500 克去核的山楂和红糖，加水熬成糊状后趁热服用，连续服用多次，并在服用后用棉被盖住双腿即可。

黑豆焖猪蹄治老寒腿

黑豆400克,猪蹄1个,番茄2个,葱头半个,植物油、蒜、盐各适量。先将黑豆洗净，再浸泡3小时；然后将猪蹄洗净，劈成两半；其次将番茄洗净，切块；然后将葱头、蒜分别洗净，切末；最后将所有食材炖汤服用。

自制药酒治老寒腿

白酒（二锅头即可）、蜂蜜各1瓶，姜末适量。将白酒与蜂蜜按1∶1的比例混合在一起，再将姜末泡入其中，10天后即可饮用，每次喝一小酒杯，同时吃一点姜末。

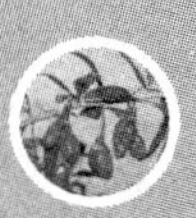

第七章 泌尿生殖

夜尿多艾灸关元穴

白天一喝水就尿频尿急，晚上刚躺下就有尿意，每天夜里被尿憋醒好几次，这种情况困扰着不少人。

尿频、夜尿多跟脾肾虚弱有关。脾脏受损，则脾主肌肉的功能下降，膀胱附近的盆底肌肉就会松弛；肾脏受损，则肾气不固，膀胱的功能就会弱化。如果偶尔夜尿多，可以试一试艾灸关元穴。

关元穴在下腹部，在前正中线上，脐下 3 寸（4 手指并拢时的宽度为 3 寸）。关元穴是人体足太阴脾经、足少阴肾经在任脉上的交会点，具有培补元气、导赤通淋等功能，治尿频的效果很好。将少量盐放于关元穴上，将一片厚 0.7 ~ 0.8 厘米的姜片（用针在姜片上扎一些小洞）放在盐上，再在姜片上放艾绒做的艾炷，点燃艾炷的一端即可。尿频较重时每天灸 3 次，较轻时每天灸 1 次。

夜尿多按小腹

老人夜尿多，可于每天临睡前按摩小腹。具体方法为：平躺在床上，两手叠拢，右手在上，左手在下，放在小腹上，然后顺时针方向环形按摩100圈为1次，以小腹有温热感为最好。每日1次，连续7日为1个疗程。夜尿增多为肾气虚衰所致，所以要顺时针按摩，即推拿手法中的补法，可补肾气，减少夜尿。

3款食疗方治老年人尿频

香菇炖红枣。陈香菇、红枣、冰糖各10克，鸡蛋2个打碎去壳，置于容器内蒸熟，每日早餐吃1次，连续1周可消除多尿症状。

红枣姜汤。红枣30个洗净，干姜3片，加适量水放入锅内用文火把枣煮烂，加入红糖15克一次性服完。每日或隔日服1次，连服10次，治疗尿频有较好的疗效。

韭菜粥。取新鲜韭菜60克，洗净切段备用。先用适量水将大米100克煮成粥，然后放入切成段的韭菜、熟油、精盐同煮，熟后温热服食，每日2～3次，有温补肾阳、固精之功效，可治疗肾阳虚、遗尿和尿频。

芹菜治尿频

芹菜不但有降血压，治头疼头胀、妇女月经不调、小便不利、赤白带下等功效，而且对妇女虚寒性尿频有很好的疗效。具体方法：取800～1000克芹菜，去掉根和老叶，洗净切碎，加少许植物油和盐，熟后分2次食用，一般食用2～3天便可见效。

葱头红酒治尿频

红葡萄酒1瓶，洋葱头250克。将洋葱头洗干净去皮切块，放入玻璃瓶中，倒入红葡萄酒盖严，密封3～5天后，将葱头片捞出，分别放入冰箱冷藏，每天可饮用20～30毫升。葱头片一起食用效果更佳。

葱白熨脐通小便

小便过少主要有两个原因：一是没有尿液形成，需要给予利尿药物治疗；二是小便难以排出，常常使用外治法，如用导尿管导尿。但导尿会给病人带来一定痛苦，并且有条件限制，必须由专业的医护人员完成。

病情轻微或无条件者可以试试传统的中医疗法：取适量葱白捣碎，贴敷在脐上，并覆盖几层纱布，用热水袋放在上面温熨 5 ~ 10 分钟后换冷水袋，两者交替直至小便通利。

如果排尿情况还得不到改善，可以试试葱汤熏汗法：把煮葱的水倒入浴盆中，让病人坐入葱汤中，水至少要没过肚脐，注意上半身的保暖，熏蒸到汗出，小便往往就可以排出了。

4 款食疗方治前列腺炎

灯芯花苦瓜汤。灯芯花 6 扎，鲜苦瓜 200 克。制作时，先将苦瓜洗净除瓤和瓜核，切成小段，与灯芯花一同煎汤饮用。

冬瓜海带薏米汤。鲜冬瓜（连皮）250 克，生薏米 50 克，海带 100 克。制作时，先将冬瓜洗净切成粗块，生薏米洗净，海带洗净切成细片状。将所有食材放进砂锅内，加适量清水煮汤食用。

车前草糖水。车前草 100 克（鲜品 400 克），竹叶心10克（鲜品30克），生甘草10克，黄片糖适量。制作时，先将车前草、竹叶心、生甘草放进砂锅内，加进适量清水，用中火煮水，煮40分钟左右，放进黄糖，稍煮片刻即可，每天代茶饮用。

公英银花粥。蒲公英60克，金银花30克，大米100克，砂糖适量。制作时，先将蒲公英、金银花放进砂锅内，加适量清水煎汁，然后去渣取药汁，再加入大米煮成稀粥。粥成后加入适量砂糖。每日分2次食用。

两个处方治疗急性前列腺炎

方一：益母草30克，蒲公英、土茯苓、车前子、玉米须各20克，瞿麦、赤芍、皂角刺、乌药各10克，甘草梢5克。水煎，日1剂，服2次，1个月为1个疗程，服药2个疗程。

方二：党参18克，穿心莲15克，黄芩、白芷、苍耳子、川芎各9克，生甘草3克。水煎，日1剂，服2次，10天为1个疗程，服药1 ~ 2个疗程。

多吃粗粮可预防前列腺炎

多吃粗粮，除了消脂减肥、平抑血压之外，对于前列腺的健康，也是非常有益的。

专家指出，多吃粗粮，之所以有益于前列腺的健康，主要有两个方面的原因：1. 部分粗粮，具有利尿的效果；2. 部分粗粮，含有丰富的锌元素。

首先，一部分粗粮，例如玉米、红豆等，都具有利尿的效果，经常食用，能够有效促进尿液的排泄。通过对尿液排泄的促进，一方面加强对尿道前列腺部的冲刷和洗涤，从而避免了刺激性物质在尿道前列腺部的长期“逗留”，以及由此引发的炎症；另一方面也避免尿液在膀胱内长期积蓄，进而导致尿液浓缩，以及刺激性物质浓度升高，在排尿时对前列腺后尿道部的不良刺激。

其次，一部分粗粮，例如燕麦、荞麦、糙米、麦麸等，都含有丰富的锌元素，经常食用能够有效提高前列腺的抗菌能力。

因此，无论是处于前列腺炎的预防阶段，还是治疗阶段，都可以尽量多吃一些粗粮，防患于未然。

3款食疗方治急性肾炎

急性肾炎是急性肾小球肾炎的急性发作，多为链球菌感染后引起，一般继发于咽喉炎、扁桃体炎、化脓性皮肤病等。其前驱感染后可有1～3周的潜伏期。起病较急，主要临床症状有水肿、尿少、血尿、高血压等。在我国北方，冬季是链球菌感染性疾病如咽炎、上呼吸道感染、扁桃体炎的好发季节，因此冬季易发急性肾炎。以下偏方对缓解急性肾炎有益：

香菇方。香菇适量，将香菇水发，洗净，去蒂，加冰糖共炖，温服。每日1剂，连服10～15天。

冬瓜方。冬瓜500克，红小豆50克，大米100克。将冬瓜去皮去瓤，洗净切块，加水与红小豆、大米共煮粥服食。每日1剂，分2～3次服完。

菠萝白茅根石苇汤方。菠萝肉100克，鲜白茅根60克，石苇20克。共入锅加水800毫升，煎煮30分钟取药液备用。每日1剂，每次150毫升，早晚分服。

蚕豆治肾炎

老蚕豆 150 克，红糖 100 克，加清水 2500 毫升，浓煎成 600 毫升，每天早晨空腹喝 100 毫升，同时吃蚕豆，6 天吃完。两三个月后，症状明显改善。

鱼肚治肾炎

将鲜鱼肚文火焙干，碾成粉末，分成数份，再将鱼肚末夹在煎好的荷包蛋中，趁热吃下，每日 2 次，不间断。与此同时，用鲜柳叶泡水代茶饮用，如此坚持数月可治愈肾炎。

车前草治肾小球肾炎

鲜车前草 25 克，冬瓜皮 12 克，玉米须 12 克。煎汤，每日 1 剂，分早、中、晚 3 次口服，10 天为 1 个疗程。

益母草治急性肾炎

取益母草 120 克，加水 700 毫升，文火煎至 300 毫升，分 2 ~ 3 次温服，小儿酌减。治疗期间要禁盐，限制蛋白质摄入。此方对急性肾炎有较好疗效。

吃栗子可补肾

在种类繁多的干鲜果品中，栗子是颇受欢迎的一种，生吃既甜且脆，熟食香甜松软，可谓老幼咸宜。

栗子营养丰富。它的蛋白质、糖、淀粉、脂肪含量均高于米、麦、薯类，并且还含有丰富的胡萝卜素、核黄素、抗坏血酸、钙、磷、钾等物质。栗子还含有大量的可溶性糖，容易为人体所吸收。

中医学认为，栗子味甘性温，无毒，具有补肾健脾、强身壮骨、益气平肝、止泻耐饥等功用，对腰部与脚部的健康最有利。栗子是肾之佳果，其滋补作用可与人参、当归、黄芪等媲美。中老年人若养成每日吃风干生板栗的习惯，可达到有效预防和治疗肾虚、腰酸腿疼的目的。建议中老年人每日早晚各吃生板栗三四枚。把栗子放在口中细细嚼碎，至口感无渣成为浆液时，一点点咽下去，能使保健效果最大化。

由于栗子所含糖类为直链淀粉，不会产生胰岛素抗性，故使血糖升高的幅度较小，升糖指数比米饭低，因此板栗是“糖友”的营养零食，而且还是胆结石及高血压患者的理想食品。直链淀粉可以防止胆结石形成，同时具有降低血中胆固醇的作用。现代医学认为，栗子所含不饱和脂肪酸对高血压、冠心病、动脉硬化患者有调养之功。此外，栗子还具有治疗气管炎、内寒火泄、肾虚、腰膝无力、夜尿、失眠健忘、阳痿等症的食疗作用。栗子做红烧鸡、鸭、肉等菜肴的配料，不仅味道香甜鲜美，还有补虚损的功效。

六味地黄丸治遗尿症

用六味地黄丸可治疗抗精神病药氯氮平引起的遗尿症。方法：取六味地黄丸，每次服 1 丸（9 克 / 丸），每日 2 次，温开水送服。服至痊愈为止。

猪脬治肾虚遗尿

猪脬（俗称“猪尿泡”）1 个，洗净。将黄芪 15 克、升麻 6 克、桑螵蛸 10 克、益智仁 10 克、山药 30 克，共装入猪脬内，放瓦锅中加水 300 ~ 500 毫升，加适量食盐共煮，待猪脬煮至烂熟后，去药渣，早晚当菜吃。每天1剂，轻者1～3剂，重者可连服6剂。

五倍子治遗尿

用五倍子研粉过筛，加等量米醋调为糊状，临睡前填满肚脐，用纱布固定，次日晨起清洗。此法可治疗小儿遗尿、老人夜间多小便、遗精或子宫脱垂。

桃胶汤巧除尿路结石

取桃胶45克，置碗中，加水适量，蒸化，和渣服下，每天3次，每次15克。个别结石较大患者服后小便胀痛增加，此为结石排出尿路之兆，续服便可排出结石。桃胶的采集，通常是夏季桃树茂盛时，用刀割树皮，待树脂溢出后收集，水浸，洗去杂质，晒干。

鱼腥草治尿路结石

鲜鱼腥草100克，红地龙10条，白糖50克。红地龙用水漂净，将其置白糖内液化；鱼腥草取汁。两者混合顿服。

滑石粥治急性尿道炎

滑石25克，瞿麦10克，粳米70克。把滑石用布包扎，与瞿麦同入砂锅煮汁，去渣，入粳米共煮为稀粥。每日分2次食用，3～5天为1个疗程。

竹叶红糖水治尿道炎

将竹叶1～2克洗净，加红糖适量，放在一起熬成一大碗竹叶红糖水，喝水弃叶，每次1碗，3～5碗病愈。

金银花治泌尿系感染

金银花、白茅根、海金沙各30克，水煎服，每日1剂，分2次服。此方对小便短赤或不利、尿道热痛及血尿均有效。

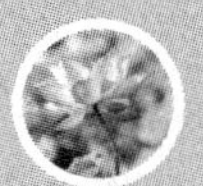

第八章 皮肤

醋泡中药缓解皮肤病

醋，古称“苦酒”，性温无毒，入肝经、胃经，有散瘀、止血、解毒、杀虫功效。民间常用食醋和多种中药、食品配伍，治疗多种皮肤病。

泡苦参解瘙痒。将100克苦参放在一大玻璃瓶中，倒入半瓶白醋，约250毫升，盖好盖子密封。浸泡数天后，每天洗澡时加入适量的苦参醋液在洗澡水中，或者将药液涂抹在痒的部位，每天涂抹2～3次，坚持使用1个星期，瘙痒的症状能够得到有效缓解。

拌鸡蛋治皮炎。将鸡蛋3个放在瓶内，加米醋500毫升浸没，浸7～10天后取出，去蛋壳，将鸡蛋与米醋搅匀，装入有盖容器中，每天用此液涂擦患处2～3次，坚持一段时间会有良效。

加白术淡色斑。白醋中加入适量白术，密封浸泡1个星期。每天洗脸后，擦拭面部长斑的地方，日久可令雀斑逐渐消除。经常使用此方法可使面部色斑逐渐褪去，但敏感肌肤慎用。

防治手足皲裂方4则

冬季气候寒冷，皮下汗腺分泌减少，皮肤干燥，失去弹性，极易发生皲裂。中医认为本病主要是风寒血燥、肌肤失润所致，治疗主要是养血润肤除燥。现介绍几则行之有效的外治药方，患者不妨试试。

方一：补骨脂15克，赤芍、地肤子、地骨皮各10克，蜂房20克，每日1剂，水煎取汁浸泡患处20分钟，再用热水洗去药汁，将云南白药粉少许撒在伤湿止痛膏上，贴于手足皲裂处，每天换药1次，连续使用10天。

方二：白蔹、白及各30克，大黄50克，炒黄后研为细粉贮瓶备用。治疗时将药粉少许加适量蜂蜜调成糊状外涂手足皲裂处，每天3次，连续使用10天为1个疗程。

方三：白及10克，凡士林100克。先将白及研成细末，再加入凡士林中调匀成软膏，每天3次外涂患处，连用至愈。

方四：生大黄15克，甘草30克，香油250克。先将大黄、甘草切碎后放入香油中，以小火煎熬，待药炸至焦黄色时，过滤去渣备用。使用时取适量外搽手足皲裂处，每天3次，连用至愈。

冬天手干裂试试外治法

小苏打水泡手。将小苏打溶到温水里，然后用小苏打水泡手，每天 1 次，大约 2 周后手干裂症状就会得到改善。

芦荟胶外敷。有手干裂症状的人，可以每晚睡前用芦荟胶敷一敷手。敷手的时候可以在手的外面包一层保鲜膜，然后将一块热毛巾敷在上面，15 分钟以后拿下毛巾和保鲜膜用温水洗手，涂上护手霜就可以睡觉了，尤其适合手部缺水所致的干裂。

米醋水泡手。在泡手的热水中倒入米醋，然后泡手半小时，不仅可以促进血液循环，还可以软化皮肤角质，让干裂的死皮变得柔软。泡好后擦干水渍，涂上软膏，用保鲜膜包裹，一般第二天手干裂的症状就会好转。

茶叶水泡手。白天喝茶的时候,将喝剩的茶水留下，晚上睡前将这些茶水再兑些热水来泡手。茶叶最好泡久一些，如此每天坚持，一般 1 周后手干裂的现象就会渐渐消失，皮肤就会变得光滑。

藿香苦参泡脚治脚跟干裂

进入冬季，很多人都会遭受脚跟粗糙增厚、干裂、局部疼痛出血的困扰，严重时还会影响行走。

脚跟干裂，中医称为“破裂疮”。为了缓解干裂，不妨用中药煎煮后泡脚。以藿香、苦参、百部、黄檗、大黄、当归、玉竹、白及各30克，煎水浸泡双脚，每天2次，每次30分钟。浸泡后擦干双脚，再局部外涂医用白凡士林，治疗效果更佳。

方中藿香温经散寒，抗菌消炎；苦参、黄檗、大黄清热燥湿，解毒泻火。此4味药对细菌、真菌有明显的抑制作用。百部杀虫，止痛止痒；当归补血活血，消肿止痛，排脓生肌；玉竹养阴润燥；白及质地黏腻，含有胶质，能止血敛疮，润肤生肌。诸药煎汤浸泡患处，配合外搽医用白凡士林，共奏温经通络、活血润肤生肌之功，且药力直达病所。

现代医学研究表明，中药浸泡法可增加皮肤细胞的含水量，软化角质层，再加凡士林外搽后则可减少表皮水分的蒸发，有利于脚跟的干裂愈合。

皮肤干燥刮刮手脚掌

皮肤的滋润有赖于周身气血运行畅通和人体营养的摄入与吸收，当天气寒冷、睡眠不足、体力透支、消化功能虚弱等原因导致人体气血运行不畅，或过度节食、精神压力大导致营养不良时，皮肤涵养水分和分泌皮脂的能力就会下降，出现干燥、瘙痒等症。

要想改善皮肤状况，中医强调从内在调理脾胃和肺脏功能。这里介绍一个非常简单的缓解皮肤干燥的方法——刮拭手脚掌。

具体操作是用刮痧板分别刮拭两手掌靠近无名指和小指的区域以及两脚掌的前半部分，刮至皮肤有温热感即可。手掌和足底的该区域分别对应人体的肺脏，刮拭此处可起到强壮肺脏、促进局部血液循环的作用，从而缓解皮肤干燥。由于手脚掌肌肉层较厚，刮痧时可以不用刮痧油，直接刮拭即可。

芝麻糯米羹改善皮肤干燥

杏仁 30 克，黑芝麻 50 克，糯米 300 克，冰糖适量。糯米、杏仁均泡发洗净；黑芝麻洗净下锅，用小火炒香后碾碎；糯米洗净后放入冷水中，大火熬 10 分钟；放入黑芝麻、杏仁搅拌 20 分钟加冰糖即可。

沙参玉竹汤治皮肤瘙痒

换季的时候，不少人常感觉到皮肤有些干燥，甚至瘙痒。中医认为皮毛的干燥与肺燥有关系。沙参能润肺清心，益胃生津，而玉竹可养阴，润燥，加猪皮或猪肉一起煲，滋补而不留湿。沙参 30 克，紫苏叶 10 克，麦冬 15 克，玉竹 15 克，陈皮 10 克，甘草 5 克，猪瘦肉 150 克，把它们与适量水一起放到砂锅里煲汤，快煲好时再加点盐调味食用。

淘米水止瘙痒

淘米水 + 花椒：将花椒倒入开水中，并用大火煮 3 分钟，随后关火。将毛巾在煮过的花椒水中浸泡后拧干，擦洗身体发痒的地方，即可止痒。

淘米水 + 食盐：在淘米水中加入适量食盐（1 碗淘

米水加入半勺食盐）。用调好的淘米水擦洗瘙痒的地方，每次不要超过 3 分钟，一般 3 ～ 5 次即可解决身体的瘙痒问题。

紫甘蓝防皮肤瘙痒

紫甘蓝（俗称“紫包菜”）中所含的花色苷有很强的抗氧化能力，可减少皮肤的氧化损伤，增强皮肤屏障功能，防止或减轻皮肤瘙痒。取紫甘蓝 100 克，洗净撕碎，加调料凉拌使用，每日 1 次，连续 7 日。

治干痒用归藤洗剂

冬春季皮肤干痒可用归藤洗剂。该洗剂的主要成分是白鲜皮、当归、首乌藤等，可活血养血。如身体许可，可将这几种药材煎煮，以稀释的药汤泡浴或湿敷。药浴时间以 20 分钟左右为宜，水温不宜过高，泡浴时切忌抓挠。

局部降温可缓解皮肤瘙痒

冬季，很多人尤其老年人，皮肤瘙痒的情况严重。感觉皮肤痒的时候人们总会不自觉地去抓挠，有时会出现越挠越痒的情况。

专家表示，局部降温，即在瘙痒的部位给予降温处理，可缓解瘙痒。如用布包裹着冰块或使用湿冷的布局部外敷，持续 5 ~ 10 分钟或直至瘙痒消退。也可外用冷却剂，如含有薄荷霜、炉甘石成分的产品，将其放于冰箱后，再涂在瘙痒处，可以达到降温止痒的效果。

瘙痒难忍时，避免用过热的水淋浴或者泡澡。因为水温过热，容易破坏皮肤油脂，从而加重瘙痒。淋浴或泡澡时的水温要控制在 40℃以下，时间不超过 10 分钟，宜选用不含香精的沐浴露或非碱性肥皂，以减少刺激。此外，最好穿宽松、纯棉衣物，全身涂抹保湿润肤剂。

皮肤瘙痒揉曲池穴

曲池穴为手阳明大肠经之合穴。大肠与肺相表里，肺主皮毛，故本穴有疏散风热、解表散邪之功，善解全身之表邪，具有走而不守之性。按摩曲池穴不但能疏散表热，还能清解里热，具有清热解毒、凉血祛风、消肿止痛之功效。皮肤起皱脱皮伴有瘙痒症状时按摩曲池穴，也可以活血清热，改善症状。

曲池穴位于肘横纹外侧端。取穴时，患者应采用正坐侧腕的取穴姿势，曲肘，肘横纹尽头处，即肱骨外上髁内缘凹陷处即为曲池穴。按摩方法分 4 种，分别为按法、揉法、一指禅推法、点法。按法是将拇指指端按在曲池穴上，用力深压捻动；揉法是将拇指指腹放在曲池穴上，做轻柔和缓的揉动；一指禅推法是把拇指指端放在穴位处，以腕关节摆动，带动拇指作左右摆动；点法是把拇指指端按在穴上，伸直拇指压而点之。

按摩时可涂抹适量的润肤乳。按摩穴位位置准确时，穴位附近会有酸胀感向四周放射。按完后，会感觉到周身暖暖的，很舒畅。若能配合充足的睡眠和足够的水分，第二天早上起来，你会发现脸上的皮肤变得光泽水润了。

白萝卜煎液治脚气

白萝卜半个，切成薄片，放在锅内，然后加适量水，用旺火熬 3 分钟，再用文火熬 5 分钟，随后倒入盆中，待降温适度后，反复洗脚，连洗数次，连用 3 ～ 5 天。

治脚气的泡脚方

不少人觉得脚气算不上大病，不在意。可是天一热，脚上又是起水泡，又是痒得厉害，而且越挠越痒，反反复复治不好，真的很烦人。不妨试试下面这些小方法：

花椒水泡脚。花椒是一种天然的消毒剂。用花椒水泡脚能帮助治疗脚气。用一个棉布包装入 50 克花椒，用绳系紧，加水煮开后，用这个水泡脚即可。花椒包可以反复利用，用 1 个星期左右再换新的就可以。

冬瓜皮煎汤洗脚。冬瓜皮有消暑、健脾、利湿之功效。用冬瓜皮煎汤洗脚，既治脚气，又治脚臭，一举两得。

食醋泡脚。食醋杀菌的具体方法是先用温水把双脚洗净晾干，再向一专用脚盆倒入 150 毫升食醋和 250 毫升温水，然后将双脚浸入盆中，注意脚盆不宜过大，否则醋水不能淹没脚趾，起不到治疗作用。浸泡的时间为每次 20 分钟左右，每日 1 次。

抹风油精。风油精中所含成分能清凉止痒，杀菌抗菌，对脚气起到针对性作用。每天睡前用温水洗脚后，用棉签蘸适量风油精涂于患处，一般连续使用5天，就能基本达到止痛、止痒的作用。

葛根甘草水泡脚。葛根25克，五倍子15克，甘草15克，白矾25克。先用凉水浸泡药物约30分钟，然后加水煎煮。煮出水液放温后泡脚。

木瓜甘草水泡脚。木瓜30克，甘草30克，水煎取汁，温度适宜后足浴5～10分钟，每日2次，每天1剂，连用5～10天。

韭菜水泡脚。取鲜韭菜250克，洗净切碎，放入脚盆内，冲入开水（水量以没过脚面为宜），待温度适宜时泡脚半小时，同时双脚相互揉搓，1周后再洗1次。

黄豆水泡脚。黄豆150克，加水1000毫升，用小火煮约20分钟，待水温适宜时泡脚，一般连泡3～4天即可见效。

碱面治脚气

夏天脚出汗多，容易患脚气。晚上临睡觉前，用碱面1汤匙（即蒸馒头用的碱面），温水溶化后，将脚浸入碱水中，泡洗 30 分钟左右，轻者两三次，重者四五次即好。

啤酒可治脚气

方法是把瓶装啤酒倒入盆中，不加水，双脚清洗后放入啤酒中浸泡 20 分钟再冲净。每周泡 1 ～ 2 次。

三七能治脚癣

摘一把三七，包括叶、茎、花，用凉水洗净后，捣烂成糊状，稍放点盐，涂敷患处，每次约 20 分钟，每天 3 次，连续 3 天，双脚就不痒了。

苦杏仁可治牛皮癣

根据牛皮癣患处的大小，取苦杏仁 10 ～ 15 个，用蒜臼捣碎，加适量米醋，捣成糨糊状，抹在包饼干的蜡纸上，贴在患处，用胶带固定，每天换药 1 次，连贴 10 天，牛皮癣可自行治愈。

韭菜治牛皮癣

取韭菜 100 克，将其捣烂如泥，放入盆内，再倒入半盆开水，用盖子将盆盖严。过 10 分钟左右，待水稍凉些，用一块干净的纱布来回蘸水擦洗患处，三四天后可见效。

生薏仁泡水治扁平疣

扁平疣是一种病毒性皮肤病，最易发在脸、手背等皮肤暴露的部位，还有一定的传染性。中医认为人长扁平疣的根本原因是因为身体里有湿毒，所以治疗扁平疣的根本还是要祛湿毒。推荐大家试试生薏仁泡水喝。用法：每天 60 克生薏仁，用开水冲泡，根据个人饮水量，可以反复多次冲泡，代茶饮。次日需再更换薏仁，坚持喝上 1 个月，扁平疣便可以消除，皮肤也会比以前光亮。

黄豆治扁平疣

黄豆适量。把黄豆（大豆）捣烂（嚼烂亦可）后糊在有扁平疣的地方，睡前糊上，醒后洗掉（即每晚 1 次），连续 2 ～ 3 次可见效。

白鲜皮治扁平疣

白鲜皮 15 ～ 30 克，明矾 10 ～ 15 克。以清水 300 毫升，将药煎数沸，滤出药液。先熏后洗，洗时用洁净纱布，必须用力揉擦，使药液能渗入皮下，每次 10 分钟左右，每日 2 次，短者 1 周，长者半月可愈。

青苦瓜治扁平疣

生青苦瓜 100 克。取生青苦瓜剖开去籽，放入酸菜水中浸泡 1 周后，取出切碎，在油锅中爆炒 1 分钟，盛入盘中党菜食用。每日 3 次,每次 100 克,连续食用半月。

鸡内金治扁平疣

生鸡内金 100 克，黑龙江白米醋 300 毫升。上药混装入瓶内浸泡 30 小时，用此液涂搽患处。每日 3 次，10 天为 1 个疗程。

自制青冰散治单纯疱疹

单纯疱疹是由单纯疱疹病毒引起的急性皮肤感染，中医称“火燎疮”“热疮”，是由外感风热毒邪阻于肺胃，蕴蒸肌肤而发。此病好发于口唇、鼻孔周围皮肤黏膜交界处，自觉瘙痒、灼热感。临床发现，用自制青冰散治疗可取得较好疗效。

具体方法：取青黛、冰片各等份，两药研碎后充分混合。使用时先用生理盐水清洁局部，再将药粉撒于创面上，每天换药 1 次。一般用药 2 ~ 3 次后，疮面可基本结痂，继续用药可获痊愈。

方中青黛味咸，性寒，清热凉血，泻火解毒；冰片味辛苦，性凉，开窍醒神，散热止痛，解毒生肌。两药混合对火燎疮有清热解毒、消肿止痛之功。现代药理研究表明，两药均有较强的抑菌作用。临床屡用屡验，未见毒副作用。

值得注意的是，患者治疗期间应戒烟酒，禁食咖啡、浓茶，忌辛辣鱼腥及鸡肉、狗肉、虾、蟹、鹅肉等发物；宜进食具有清热解毒作用的清淡之品，如绿豆芽、冬瓜、黄瓜、西瓜、丝瓜、小白菜、鲜藕、马兰头、荠菜、芹菜等。

大蒜加醋治灰指甲

老陈醋 250 克，大蒜 250 克。将大蒜捣碎放入瓶中，瓶子以能伸进手为宜，倒入陈醋，浸泡 1 天即成。将患有灰指甲的手用蒜醋浸泡，每晚 1 次，浸泡 15 ～ 20 分钟，浸泡过程中，蒜醋液必须没过病甲。每次浸泡时间不可过长，坚持 3 个月左右即可治愈。

凤仙花治灰指甲

将鲜凤仙花的茎叶 50 克洗净切碎，浸泡于 100 毫升 5% 的冰醋酸内，浸 2 小时以上，每天 1 次，将患处浸入此溶液中 1 小时即可。

“四黄末”涂擦治疗毛囊炎

方法：取大黄末、雄黄末、黄檗末、硫黄末各 15 克，共研成极细末，用麻油调成糊状，涂擦患处，每日 2 ～ 3 次，直至痊愈为止。

方中的大黄清热解毒；雄黄祛邪散结，解毒力强，并能止痒；黄檗清热燥湿，止痒敛疮；硫黄解毒杀虫疗疮。现代药理研究表明，上述药物均具有较强的抗菌作用。

全方具有清热解毒、消肿止痒、收敛、保护创面的作用，对毛囊炎、疖肿、脓疱疮等细菌性皮肤病有较好疗效。

外用大黄治疗甲沟炎

甲沟炎是指甲一侧或两侧的甲沟及其周围软组织的化脓性感染。甲沟炎刚发生时，常在一侧甲沟皮下出现红肿、疼痛的症状。如能及早治疗，炎症则会很快消退好转，迟了就有可能病变化脓。

中医认为，甲沟炎的发生是因外邪入侵甲沟，造成气血瘀滞，经络受阻，瘀热不去，属溃疡范畴。中医治疗甲沟炎有一味特效药，就是大黄。将大黄焙干研末，再加醋调成糊状，外敷于甲沟患部，每日或隔日更换。用此法治疗能达到活血化瘀、抑菌消炎和消除局部炎性水肿的效果。如果指头化脓，并出现局部胀痛和搏动性疼痛，则要切开引流以降压并减轻疼痛，然后再继续外敷醋调大黄粉。

大黄味苦性寒，具有清热解毒、活血化瘀等功效，可清血热，破瘀血，消肿痛，祛瘀生新。现代医药研究发现，引起甲沟炎的主要感染病菌是金黄色葡萄球菌和念珠菌等，而大黄中的大黄酸、大黄素等成分恰恰具有抗菌作用，所以用大黄一味单药便可见效。

治冻疮要分期

寒冬时节，人们常受冻疮困扰，轻者局部发热，发痒，麻木，遇热加重；重者可出现红斑或水泡，破后可继发感染或造成组织溃疡、坏死。针对不同时期的冻疮，分期治疗，效果会更好。

症状较轻者，一般不需用药，每天用温水洗泡 1 ~ 2 次，局部按摩；或用生姜（干姜也可）、辣椒各适量，水煎，浸擦患部；或取白萝卜 1 个，先在火中烤热，切开后在冻疮及周围皮肤上摩擦，每次 5 ~ 10 分钟，每日数次。

症状较重但尚未破溃者，可选用以下验方：1. 当归、肉桂各 100 克（均切片），红花、花椒、干姜各 50 克，樟脑 25 克（研细末），用 98% 酒精 1000 毫升，浸泡 7

天后涂擦患处；2. 蜂蜜 70 克，猪油 30 克，混合成膏，外涂患处，每日 2 ～ 3 次；3. 肉桂、生地黄、生姜、花椒各 30 克，红花、赤芍各 20 克，加水 3000 毫升，煎沸后，煎液浸洗患处，每日 1 ～ 2 次；4. 紫草 30 克，水煎液洗患处，每日 2 次；5. 桂枝 50 克，红花、附子、荆芥、紫苏叶各 20 克，水煎，浸泡患处，每次 20 ～ 30 分钟，每日 1 ～ 2 次。

对于冻疮已破溃者，可用 0.5% 新霉素软膏或老鹳草软膏外涂，还可用黑芝麻 15 克、花椒 9 克、杏仁 10 个，混合后在锅内炒黄，研成细末，用猪油调匀，涂于患处；或用鲜山药加蓖麻籽仁数粒，一同捣烂敷患处，干即更换，都有较好疗效。

除治疗外，冻疮最主要的还是要做好预防工作。如平时坚持冷水洗脸、洗手；户外活动时注意防寒保暖；受严寒侵袭后的部位，不要马上靠近火炉或暖气烘烤，也不可泡在热水中，这样更容易促使组织坏死。在夏季缓解期，可将大蒜头捣烂，晒热后涂擦易患冻疮部位，或用辣椒数个，切开后在冻伤易发处频频擦之，均可预防冻疮冬季复发。

醋防治冻疮

冻疮是由于天气寒冷受凉所引起的，一般情况下多出现于手脚、脸上、鼻尖或者是耳朵等部位。冻疮上的皮肤相比正常皮肤会更加苍白或者是出现发红以及水肿的情况，同时还伴随有肿胀感，在天气转暖之后会出现发痒以及热痛的情况。如果冻疮的问题更加严重，那么很有可能导致皮肤变成紫色，这样患处周围的细胞就会出现坏死、溃烂、流脓等严重后果。所以，在冬天一定要做好防冻工作，如果已经出现冻疮则需要选择科学的治疗方法。

在温水中加入醋，随后将冻伤的部位放入温水中浸泡 20 分钟左右，这样能够有效缓解冻疮给身体带来的痛苦。这是因为醋的主要成分是醋酸，它有很强的杀菌作用，对皮肤起保护作用。另外，醋还含有丰富的钙、氨基酸、维生素 B、乳酸、葡萄酸、琥珀酸、糖分、甘油、醛类化合物以及一些盐类，这些成分对皮肤有好处。用加醋的水洗皮肤，能使皮肤吸收到一些十分需要的营养素，从而起到松软皮肤、增强皮肤活力的作用。

隔姜温灸治冻疮

新鲜生姜切片放在冻疮上，点燃艾条，对着姜片温灸，每次半小时左右，每天最少2次。对于初发的冻疮，一般一两天就能见效。对于皮肤破溃的冻疮，要在破溃处加大温灸的力度，适当延长时间，可以促进皮肤愈合。温灸前将艾叶煮汤熏洗患处10分钟左右，效果会更好。

按摩4个部位防冻疮

按摩双手：双手反复搓摩，直到发热。先用左手紧握右手的手背进行上下摩擦，再用同法摩擦左手手背，一般需20次左右。

按摩双臂：右手紧贴左手臂内侧，向左手臂上方摩擦，直到肩膀，然后让右手翻过肩膀，沿左臂外侧向下摩擦至左手手背，如此摩擦为1次，共20次。然后交换。

按摩双腿：双腿伸直，双手紧抱左侧大腿根，从大腿根向下摩擦至脚踝，再从脚踝摩擦至大腿跟。用同法按摩右侧大腿，共需20次。

按摩脚心：屈膝，两脚心相对。左手按住右脚心，右手按住左脚心，两手同时用力按摩 20 次。

晨起搓面不长老年斑

操作方法：每天清晨，搓热双手，用中指沿鼻部两侧自下而上，到额部时两手向两侧分开，经颊而下，反复搓面 10 余次，至面部轻轻发热为好。

此法有改善面部血液循环的作用，可使面部红润，消除疲劳，治疗面神经麻痹、面部色素沉着、黄褐斑、面部神经痛等病症。长期坚持可延缓颜面衰老，推迟老年斑产生。气候干燥时，可先用热水洗脸，擦干后涂上护肤膏，然后再搓面，可滋润皮肤，防止皲裂。有面部皮肤病、面部疮疖、脓肿、过敏症等人，不宜用此法。

蜂蜜生姜水可治老年斑

年纪大了就会长老年斑，老年斑的产生与气血运行不畅有一定的关系。生姜具有发汗解表、温肺止咳、解毒等功效，其辛温发散的作用可促进气血的运行；生姜里含有的辛辣成分“姜辣素”，具有很强的抗氧化效果，可以快速清除自由基，抑制体内过氧化脂质的产生，因而可防止或减少脂褐素的沉积。

蜂蜜具有补中润燥、缓急解毒的作用，通过其补益作用可促进人体气血的生成，维持气血的正常运行。

生姜具有发散作用，蜂蜜则可以避免服用生姜后出汗过多导致人体阴液过度耗伤的不良反应。

百合猪蹄治老年斑

原料：水发银耳1朵，罐装莲子50克，龙眼肉50克，冰糖20克，蜂蜜10克，杏仁10克，糖桂花、菊花各2克。

制法：水发银耳洗净，去蒂，撕成小块，同莲子、杏仁、龙眼肉一同放入锅中，入适量水上火，加入冰糖，大火烧沸，小火慢炖1小时，放入蜂蜜调匀，盛出装盆，撒桂花、菊花搅匀，即成。佐餐食。

功效：滋阴养颜，健身美容。常服可使皮肤光洁，消除老年斑。

黑木耳治老年斑

黑木耳适量，洗净焙干为末，每日餐后热汤送服3克。可治面上黑斑，1个月后即可见效。

银耳鹌鹑蛋治老年斑

水发银耳50克，煮熟鹌鹑蛋3枚，加少量黄酒、味精、盐，文火煨炖，熟烂后食用，坚持食用可清除老年斑。

4种汤水祛斑点

黑木耳红枣汤祛除黑斑。黑木耳30克，红枣20枚。将黑木耳洗净，红枣去核，加水适量，煮半个小时左右。每天早、晚餐后各1次。经常服食可以驻颜祛斑，健美丰肌，并可用于治疗面部黑斑。

西红柿汁防治雀斑。每天喝1杯西红柿汁或经常吃西红柿，对防治雀斑有较好的作用。因为西红柿中含丰富的维生素C，可抑制皮肤内酪氨酸酶的活性，有效减少黑色素的形成，从而使皮肤白嫩，黑斑消退。

大米黄瓜粥祛斑润肤。大米100克，鲜嫩黄瓜300克，盐2克，生姜10克。将黄瓜洗净，去皮去心切成薄片。大米淘洗干净，生姜洗净拍碎。锅内加水约1000毫升，置火上，下大米、生姜，武火烧开后，改用文火慢慢煮至米烂时下入黄瓜片，再煮至汤稠，加盐调味即可。每日2次温服，可以润泽皮肤，祛斑，减肥。

柠檬冰糖汁淡斑美白又嫩肤。将柠檬榨汁，加冰糖适量饮用。柠檬中含有丰富的维生素C，常饮柠檬汁，不仅可以使皮肤白嫩，防止皮肤血管老化，消除面部色素斑，而且还具有防治动脉硬化的作用。

治银屑病有妙方

海带水配方。海带50～100克。制法：海带先洗去盐和杂质，再用温开水泡3小时，捞去海带，留水备用。用温海带水洗患处，清热，除湿，解毒。

牛奶方。把牛奶倒入锅里用大火煮，煮开后再改用小火煮3～5分钟，然后把锅里的牛奶倒出，这时锅壁上挂有一层白膜，把这层白膜刮下来涂在患处即可。

大枣甘草汤。大枣30克，甘草10克。大枣、甘草洗净，加适量水煎煮，去渣取汁。益气调中，扶助正气。每日1剂，分2次饮用。

细辛方。取细辛3克、马钱子（生用不去毛）、生草乌、硫黄、生白矾、冰片，共研细末，用酒精浸泡1周，用棉签粘药汁外擦患处，以愈为度，每日1～2次。

白芷外用治皮肤病

白芷是一味常用的中药，性温味辛，具有散寒解表、祛风止痛、解毒止带之功，常用于治疗头痛、牙痛、寒湿腹痛、肠风痔漏、痈疽疮疡等症。

黄褐斑：面部颧、鼻、额等部位黄褐色或咖啡色斑，夏重冬轻。取白芷50克，研粉后与滑石粉50克混匀，加入蒸馏水、甘油各半（1∶1）调成糊状，涂于患处。每晚1次，次日早晨洗去。

寻常痤疮：面部呈高粱粒大小的红色丘疹、脓疱、结节等，伴有油性皮脂溢出。取白芷粉50克，配白鲜皮粉40克、硫黄粉10克，混匀，用蒸馏水调成糊状，涂于面部。每晚1次，次日早晨洗去。治疗期间忌食辛辣等刺激性食物。

扁平疣：好发于颜面、手背部的粟粒状扁平丘疹，浅褐色，表面光滑，微有痒感。取白芷 50 克，苦参、板蓝根、赤芍各 30 克，水煎后，用纱布蘸药液频洗患处，每日数次。

黑变病：以 30 ～ 50 岁女性多发，好发于额、颞、耳后、颈部，皮损表现为弥漫性、褐色或紫褐色色素沉着斑。取白芷、山药各 50 克，共研细粉，加入凡士林调成糊状，外搽患处（最好是现调现用），每日 2 ～ 3 次。

金黄散治皮肤病

金黄散，又名如意金黄散，具有清热解毒、消肿止痛之功，由天花粉、姜黄、大黄、黄檗、白芷、天南星、陈皮、苍术、甘草等中药配伍组成。一直以来，人们将金黄散作为外科常用的一种中成药，用于治疗痈疽、疖肿、跌打损伤等病症。近年来，经临床观察发现，金黄散还有以下新的用途：

治脓疱疮。取金黄散适量，将金黄散用清水调匀后敷于患处，再用纱布覆盖，胶布固定，每日换药 1 次，可连续敷 2 ～ 3 天。

治褥疮。取金黄散及猪胆汁各适量，先将患处用2% 的碘酊和 75% 的酒精消毒，再去除局部的坏死组织，然后将用猪胆汁调匀的金黄散敷于患处，用纱布覆盖，胶布固定，每日换药 1 次，可连续敷 3 ～ 8 周。

治水痘。取金黄散及米醋各适量，将金黄散用米醋调匀后涂于患处，每日涂数次，可连涂 3 ～ 5 天。

治痈肿。取金黄散适量，将金黄散用清水调匀后敷于患处，然后用纱布覆盖，胶布固定，每日换药 1 次，可连续敷 3 ～ 5 天。

五官

第九章

3 味药缓解耳鸣耳背

临床工作中发现，患耳疾的人越来越多，尤其是老年人，听力逐渐开始衰退，出现不同程度的耳鸣、耳背。其中，一部分人是由于不善于控制自己情绪，或急躁易怒，或忧郁焦虑所致，另一部分则是由于耳窍血瘀所致。

这里给大家推荐一个方子——柴胡 30 克，香附 30 克，川芎 15 克。将 3 味药烘干或晒干，按照 2∶2∶1 的比例打成粉末，每次取 0.5 ~ 1 克，饭后温水服用，每日 3 次，对缓解耳鸣、耳背有不错的疗效。

方中柴胡性微寒，具有疏肝行气、解郁的作用；香附辛甘，归肝经，疏肝解郁的效果非常好；川芎辛温，为活血行气之要药，可通达气血。柴胡配合香附、川芎可使疏泄功能事半功倍。诸药相辅相成，寒温相宜，相得益彰。

泡脚加白醋治耳鸣

在晚上洗脚的时候加点白醋，就可以帮助缓解耳鸣。睡前用热水加白醋沐足，每天 1 次，每次 30 分钟为宜。水温在 38 ~ 42℃为好，把双脚伸进盆中，双脚来回搓洗，不断按摩双足底的涌泉穴，直至感到穴位酸胀为止，然后擦干。

神经性耳聋试试通气散

通气散为清代名医王清任所创，由 3 味中药组成，即柴胡、香附各 30 克，川芎 15 克，共研为末，早晚用开水冲服 9 克，主治耳聋不闻雷声。尽管此方药物组成简单，但相当巧妙缜密。方中柴胡味苦、辛，性微寒，归肝、胆经，可升阳达郁；川芎味辛，性温，归肝、胆、心包经，可行气调血；香附味辛、微苦、微甘，性平，归肝、三焦经，可开郁散滞。诸药合用可用以治疗气滞血凝的久年耳聋，相当于现代医学的神经性耳聋。

王清任《医林改错》所载“通窍活血汤所治之症目”中有“耳聋年久”一症，云：“耳孔内小管通脑，管外有瘀血，靠挤管闭，故耳聋。晚服此方，早服通气散，每日两服，二三十年耳聋可愈。”简法可以用路路通 10 克煎汤代之送服通气散。

熟地泡脚防耳鸣

熟地 15 克，加水煎煮 20 分钟，取药汁倒入盆中，兑入凉水使水温适宜，每次泡脚 20 分钟，每日 1 次。

鸣天鼓治疗耳鸣

双肘支在桌子上，闭目低头，用两掌心紧贴双耳，十指放于后脑，食指抬起，搭放于中指之上。两食指同时用力,从中指上滑下弹击脑后枕骨的凹陷处(风池穴)，此时会发出“咚、咚”的声音，犹如鸣鼓一样。鸣天鼓每天可做 3 次，每次可做 60 下左右，动作的轻重程度视耳鸣、耳聋的情况而定。如听力较差，动作可适当重一点，反之则轻些。此法动作简单，易学易行，可作为老年人日常护耳的保健方法。

滴鼻剂治中耳炎

人的耳、鼻、咽、喉各器官从表面上看并不相通，但实际上又都以咽部为中心彼此相通。咽鼓管又叫耳咽管，是沟通鼓室与鼻咽部的通道，一端开口于鼓室，另一端开口于鼻咽部的侧壁。咽鼓管是中耳通气引流的唯一通道。主要功能是引导鼻咽部气体进入鼓室，平时闭合，仅在吞咽或打呵欠时开放，以维持鼓膜两侧压力平衡，从而保证鼓膜的正常振动。

当感冒时，鼻子发生炎症，分泌物增多，如果鼻腔内压力增加，可使鼻腔内的分泌物经咽鼓管进入中耳腔，引起中耳炎。鼻黏膜、鼻咽黏膜、咽鼓管内膜互相连接，遇到伤风感冒或上呼吸道感染，这些黏膜均会发生肿胀、充血，甚至造成咽鼓管狭窄或阻塞，炎症会沿着咽鼓管侵犯中耳，导致中耳炎。

当鼻腔有急性感染（急性鼻炎）或其他影响鼻腔通气的疾病（如慢性鼻炎、鼻窦炎等）时，使用滴鼻剂后对咽鼓管的功能恢复有好处。使用滴鼻剂可以使鼻腔分泌物减少、充血减轻，咽鼓管的肿胀、阻塞也会减轻。这样能够让咽鼓管的功能得到恢复，有利于中耳炎的痊愈。

“食、敷、按”缓解视疲劳

眼疲劳，又称视疲劳，是一种以症状命名的眼科常见疾病。中医将其归于“肝劳”或“眉棱骨痛”范畴，认为该病是由于久视劳心伤神，损耗脾气，或肝肾精血亏耗，不能濡养目窍所致，主要表现为头痛、流泪、眼刺痛、视物模糊、复视、畏光等症状。中医治疗该病，主要以补虚活血为原则。在日常生活中，可以从“食、敷、按”3个方面防治视疲劳。

少食辛辣刺激之品，应多吃豆制品、鱼类、牛奶、核桃、青菜、大白菜、空心菜、番茄及粗粮、新鲜水果等；多补充维生素A、C、D、E。蓝莓中所含的花青素，具有促进眼部血液微循环的作用，对视疲劳也有一定的预防作用。下面推荐几款可缓解视疲劳的中药茶和食疗方。

枸杞子菊花茶。取枸杞子、菊花适量，用热水冲泡饮用，能使眼睛轻松、明亮。

决明子茶。取决明子适量，用热水冲泡饮用，有清肝明目的功效。

黑豆核桃冲牛奶。将黑豆500克炒熟后，磨成粉；核桃仁500克，炒微焦后去衣，待冷后捣如泥。取以上两种食物各1匙，冲入煮沸过的牛奶中，加入蜂蜜适量，每日早餐后服用或与早点共进。

枸杞桑葚粥。枸杞子、桑葚子、山药各5克，红枣

5 枚，粳米 100 克。熬粥食。

热敷可活血行气，舒经活络，有良好的缓解眼疲劳的作用；也可以用有活血化瘀的中药进行眼部热敷，效果更为显著。

此外，还可进行穴位按摩。可取攒竹、睛明、太白、四白、丝竹空、风池、合谷等眼周穴位。闭上眼，分别用食指或中指指腹以中等力量绕圈按摩，每个穴位按摩 30 下，双侧同时进行。对于症状严重者，可以考虑针灸治疗，效果更为显著。

菊花决明子茶治眼睛干涩

冬季，除了皮肤变得格外干燥外，眼睛也容易变得干涩，尤其是长期对着电脑、手机的人。若想缓解眼睛干涩引起的各种不适，可多食用百合、淮山、枸杞等有明目润眼功效的食物，除此外，还可以用菊花煮水敷眼，或试试菊花决明子茶。

方法：取菊花 10 克，加水煎煮 10 ～ 20 分钟，趁热熏眼睛，或待水温略降时，用毛巾蘸药液敷眼，能起到舒缓眼睛疲劳、干涩的功效。或者取菊花 10 克，山楂、决明子（打碎）各 15 克，白糖适量。把上述药材一同放入砂锅中，加入适量清水煎汁。药汁煎好后，去除菊花、决明子等药渣，取出药汁，加上适量白糖，代茶作为平时饮料饮用，有清肝泻火、养阴明目、降压降脂的作用。

鸡蛋菜卷防眼干

鸡蛋菜卷，可作为眼部不适的药膳偏方。具体做法：准备圆白菜 100 克、胡萝卜 80 克、香菇 80 克（洗净切丝）、豆芽 60 克（洗净备用）、枸杞 15 克；锅内倒油加热，先放入葱末炝锅，后放入白菜、胡萝卜、豆芽等快炒，再加少许盐，略炒后盛盘备用；鸡蛋 3 个打散，用平底锅煎成饼状，分割成适当大小后分别倒上炒好的蔬菜、枸杞，卷成长形，盛盘即可。

鸡蛋菜卷中含有多种护眼的食物，对眼疲劳、黑眼圈、眼干、眼涩、眼酸胀、视物模糊等眼部不适能起到很好的调理作用。鸡蛋中含有丰富的蛋白质，且蛋黄含有叶黄素和玉米黄素，能帮助眼睛过滤有害的紫外线，延缓眼睛的老化，预防视网膜黄斑变性和白内障等眼疾。枸杞具有滋补肝肾、益精明目的功效，俗称“明眼子”。

眼睛干揉脚趾

有些人常会出现眼睛干涩、视物昏花的症状。中医认为，肝的精气通于眼睛。大脚趾是肝经的起点，经常刺激此处，可缓解眼睛干涩和视物昏花的症状。每晚睡觉前用热水泡脚 15 分钟后，盘坐于床上，先用力点揉大脚趾至发红发胀，然后以掌根顺着脚趾向脚踝方向推揉 2 分钟，最后点揉脚指甲角外侧（靠近第二趾侧）1 ～ 2 分钟，两脚交替进行 3 ～ 5 次。

眼睛干涩用温毛巾敷

天气干燥，很多人容易感到眼睛干涩，甚至患上了干眼症。建议平时可用食疗和温敷法来缓解干眼症的症状。比如多吃富含 DHA 和 EPA 的海鱼，促进睑板腺分泌油脂。温敷的方法是，将毛巾浸湿，温度在 40℃左右，比手的温度稍高。每天用温毛巾敷眼 2 次，每次 5 分钟。

眼睛干涩要适当补充维生素

经常看电脑屏幕的人群，很容易感到眼睛干涩，更严重的则会患上干眼症。有些人会吃维生素 AD 胶囊，补充营养，保护眼睛。对此，专家表示:“已经出现眼睛发干的症状，补充维生素 A 是明智的。按照目前的健康人标准，女性每天维生素 A 的推荐量是 700 微克（2333 国际单位），最高限量是 3000 微克，也就是 10000 国际单位。总之，在你的眼睛恢复正常舒适状态之前，每日服 1 粒 10000 国际单位的胶囊是安全的，1 个月之后可以改为每两三天服用 1 粒。”

值得注意的是，眼睛高效工作时代谢十分旺盛，消耗 B 族维生素较多，泪液中就含有多种 B 族维生素。紧盯屏幕时往往眨眼次数减少，眼睛缺乏滋润，建议提醒自己工作时多眨眼。特别是缺乏维生素 B_2 时容易出现满眼血丝和眼睛怕光的情况，有些人会胡乱地买一些眼药水滋润眼睛。专家表示，这是滴几滴眼药水不能解决的，建议补充复合 B 族维生素小药片，用餐同时吃一片，对改善眼睛的疲劳感有一定好处。

艾叶泡脚去黑眼圈

中医认为，艾叶味辛、苦，性温，具有温经止血，散寒止痛，安胎、降湿杀虫的功效。我们常常通过一些方法把它做成艾条、艾绒等使用，但其实用它来泡脚，不仅可以散寒止痛，温经止血，还能有效去除体内虚火导致的黑眼圈。

可以取艾叶一小把，煮水后泡脚。如果艾叶不好找也可以用纯艾叶做成的清艾条，取 1/4 撕碎后放入泡脚桶里，用滚开的水冲泡一会儿。等艾叶泡开后，再兑入一些温水泡脚，泡到全身微微出汗即可。一般要连泡数次，2 ~ 3 天后即可有效。

需要注意的是，我们用艾叶水泡脚时，要注意别吃寒凉的食物，注意休息，多喝温开水。还可在用艾叶水泡脚的同时喝一杯生姜红枣水。坚持一段时间后，由体内虚火引起的黑眼圈就会明显好转。

想要效果更快，还可以用艾条灸肝俞、肾俞、三阴交、太溪、足三里这 5 个穴位，它们都是滋补肝肾、提高免疫力的穴位。每天在这 5 处按摩、艾灸各 5 分钟即可，10 天为 1 个疗程，中午 11 时灸效果最佳。

饮食调理黑眼圈

中医认为，黑眼圈与肾虚、肝气郁滞、血瘀等有关，因为眼睛是靠五脏精气滋养，肾精亏虚则两目无神、眼圈发黑。肝气郁滞就会导致血瘀，气滞血瘀则长斑或眼眶发黑；熬夜、月经不调、妇科病也会导致黑眼圈。调理黑眼圈可食用黑芝麻、枸杞、橘子、胡萝卜、芹菜、牛奶、黄豆、鸡蛋等。

熊猫眼的治疗法

中医认为，肝开窍于目，如果肝功能失调，会使眼睛出现干涩、视物不清等不适症状。另外，肾脏负担过重，身体里的水分排不出去，也会形成“熊猫眼”。

可多吃利水食物，用鸭肉煮栗子、烧大白菜等进行食疗，还可用红白萝卜煮肉汤喝。此外，猪腰煮汤吃也很有效果。

眼红肿痛的可以用枸杞子、菊花、百合煮水代茶饮治疗。

眼睑浮肿多为水肿，则睡眠要充足，同时要为双足、膝盖及胃部保暖。

冬日护眼试试食疗汤

杏花养润汤。材料：剑花5株，金蝉花3～5克，南杏5～10克，薏仁肉5～10克，干贝3粒，猪肺或连皮猪肉25～50克，蜜枣1枚。做法：剑花、金蝉花、南杏、干贝等浸泡备用，将猪肺或猪肉挤净血水、沸水焯后，和其他材料一起放入砂锅，加适量水煮汤；先大火煮开，再文火熬40分钟。功效：这款汤适合眼干涩、视物昏花、视疲劳、白内障黄斑变性早期等症状者。

龙马醒神汤。材料：五爪龙20克，海马1条，黄精10克，薏米15克，枸杞子10克，去皮鸡肉或瘦猪肉25～50克，红枣3枚。做法：肉洗净、沸水焯过后，连同五指毛桃、海马、黄精、薏米和枸杞子一起放入砂锅，加适量水煮汤；先大火煮开，再文火熬40分钟左右。功效：这款汤适合各种慢性眼底病如久治未愈的糖网症、黄斑水肿久不消退、缺血性视神经病变、视神经萎缩、慢性青光眼等症状者。

木瓜两米粥。材料：木瓜半只，小米30克，薏米

20克，淮山10克，鲫鱼或兔肉100克。做法：将鲫鱼稍用油煎，用滤布裹好，或是兔肉去骨沸水焯过后，连同其他材料一起放入砂锅，加适量水，煲至木瓜等绵烂即可。功效：这款粥适合于干眼症、睑板腺功能障碍、有眼干涩、畏光流泪、视疲劳、舌红苔白或黄干等症状者。

明目方3则

菊花黄芩汤。菊花、夏枯草各15克，黄芩10克，水煎服，每日2次。可辅助治疗青光眼。

生葱羊肝粥。羊肝60克，去膜切片，加生葱3根（切碎），油锅炒片刻。另取大米100克，加水煮至大米开花，再放入羊肝煮熟，早晚服之。可以补肝明目，辅助治疗老年性黄斑变性，视物模糊。

女贞桑葚煎。女贞子、制首乌各12克，桑葚子15克，旱莲草10克，加水适量煎煮，去渣取汁，分3次服，加入适量白糖调味更佳。可以滋补肝肾，养血明目。

外用胖大海治疗红眼病

红眼病，中医病名为“天行赤眼”，是风火毒上攻于目所致。胖大海除了大家熟知的可用于治疗肺热声哑、咽喉疼痛、热结便秘以及用嗓过度等所致的声音嘶哑等症外，外用还能治疗红眼病。

具体方法：在红眼病初期可取淡黄棕色、个大、坚硬的胖大海 3 ～ 4 枚，用凉开水将其泡散备用。用 0.9% 的生理盐水冲洗患眼后，将泡散的胖大海完全覆盖患眼上下睑（每只患眼 1 ～ 2 枚），用纱布固定。每晚 1 次，3 ～ 4 日可缓解。外用胖大海治疗红眼病简单易行，但主要是治疗初期轻症红眼病，使用后没有好转甚至加重的话，要尽快就医。

3 款食疗方治疗白内障

枸杞熟地汤。枸杞子、熟地、黄精、首乌各 15 克，云苓、菟丝子、楮实子各 12 克，海藻、昆布各 10 克。每日 1 剂，水煎，分 2 次温服。滋补肝肾，消痰软坚。

珍珠末。珍珠末1克。口服珍珠末每次1克，每日3次，2周为1个疗程。视力提高再服2周，以后改为每次1克，每日1次，维持半年。

决明汤。生石决明30克，决明子15克，谷精草、生地、赤芍、女贞子、密蒙花、白菊花、沙苑子、白蒺藜、党参、黄芪、黄芩各12克，炙甘草6克。每日1剂，水煎服。滋阴清热，清肝明目。

喝玉橙汁预防白内障

鲜玉米粒50克，鲜橙肉150克，凉白开水100毫升，一同榨汁饮用，隔日1次。长期坚持喝玉橙汁可预防白内障。

吃桑叶防老花眼

桑叶有清肝明目之功，对预防老花眼有奇效。有两种吃法：一是取桑叶5克（鲜桑叶10克），开水冲泡5分钟，代茶饮（喝1天）。二是取鲜桑叶10克，鸡蛋2个，一同入锅，加水煮至鸡蛋熟，早晚各1次。素体虚寒者慎用。

多做眼球操推迟老花眼

普通人的老花眼症状通常在 45 岁左右开始显现，但过度用眼令老花眼年轻化。平时要重视近距离科学用眼，用眼 20 分钟停下来主动眨眨眼，40 分钟左右看看窗外，尽量远眺并休息 10 分钟。经常做做眼球操对锻炼眼肌很有好处。

斗鸡眼训练：举起食指置于正前方，慢慢靠近鼻子，停在两眼中央，让眼睛做斗鸡眼动作，维持 10 ～ 20 秒不动。然后，食指慢慢远离，再慢慢靠近，眼睛随着食指，一下变成斗鸡眼，一下恢复正常，来回约 10 次。这套动作是远近调节，能有效训练内直肌和睫状肌，转换睫状肌的松紧度。

眼球上下左右画圈：取坐姿，右手伸直在前方画大圈，在脖子不转动的同时，眼球跟随指尖转动，做 2 ～ 5 次后，再换左手画圈。也可以画三角形、正方形或星形。早上起床后，先将双手互相摩擦，待手搓热后以手掌贴双眼，反复 3 次以后，再以食、中指轻轻按压眼球，或按压眼球四周 20 ～ 40 次。

4 个验方治老花眼

随着年龄增长，眼调节能力逐渐下降从而引起患者视近困难，以致在近距离工作中，必须在其静态屈光矫正之外另加凸透镜才能有清晰的视力，这种现象称为“老花眼”。

方一：黑豆 100 克，浮小麦 50 克，粳米 100 克。先将浮小麦用纱布包好与黑豆一起加水适量煎煮，待黑豆煮开花后，去掉浮小麦渣，再加入粳米煮成粥，每天早晚食用。

方二：枸杞子 50 克，粳米 200 克，冰糖少许。先将粳米加清水煮至六成熟时，放入枸杞子、冰糖，拌匀后继续煮至米烂粥成，每天早晚食用。

方三：何首乌 60 克，粳米 200 克，大枣 10 枚（去核）。先将何首乌加适量清水煎煮半小时，然后去渣留汁，再将粳米、大枣一起加入何首乌汁中煎煮成粥，每天早晚食用。

方四：女贞子 30 克，枸杞子 30 克，粳米 200 克，冰糖少许调味。先将女贞子和枸杞子加清水小火煮沸半小时，然后去渣留汁，再将粳米一起加入上述药汁中煎煮成粥，每天早晚食用。

苍耳子辛夷煎液可治慢性鼻炎

慢性鼻炎为临床常见病、多发病，分为慢性单纯性鼻炎和慢性肥厚性鼻炎两种。患者常伴有不同程度的鼻塞、分泌物增多、鼻黏膜肿胀或增厚等。本病属中医学“鼻窒”范畴，发病关键在于肺脾气虚。

方中苍耳子、辛夷二药皆入肺经，均善通鼻窍，散风寒，前者对金黄色葡萄球菌有抑菌作用，后者有收敛鼻黏膜的作用，对急性鼻炎、肥厚性鼻炎、下鼻甲肥大、过敏性鼻炎等疗效显著。

药膳两款缓解鼻过敏

黄芪桂枝减敏茶。黄芪 10 克，桂枝 5 克，西洋参 5 克，苍耳子 5 克，生姜 3 片。将上述用料洗净，包入过滤袋，置入保温杯中，冲入沸水 600 毫升，焖泡 20 分钟后即可代茶服用。此方增强抵抗力，温补脾肺，驱散风寒，温通鼻窍。

西洋参麦冬防敏鸡汤。带骨鸡腿1只，西洋参10克，麦冬10克，枸杞15克，黑枣25克，百合15克，盐少许。先把鸡腿洗净，切块备用，药材装入药袋包，把药材与鸡腿放入锅中，并放入1000毫升水。煮至鸡肉熟烂，加入盐调味，即可食用。此方补气固本，滋阴润肺，改善过敏体质，增强免疫力，减缓过敏症状。

电吹风治鼻炎

热本身就是缓解鼻塞的很重要的原因。把吹风机调到弱风，对着鼻孔轻轻吹。鼻塞时吹，流鼻水时也吹，每天持续使用，可以改善鼻炎，如果再搭配颈部刮痧效果更好。

丝瓜藤治鼻炎

找老丝瓜藤数米，晒干，切成细段，再放在瓦上焙至半焦（千万别糊了），然后在面板上研成碎面，装入瓶中备用。使用时，把鼻腔中的鼻涕清干净，用干净棉球擦一遍鼻腔,再用细塑料管(如喝酸奶用的小管就行),让家人帮助把丝瓜藤粉吹入鼻腔,再用干棉球塞住鼻孔。此法最好在晚上临睡前应用。连续数日可治愈。

治疗鼻炎试试中草药小偏方

鼻炎患者在冬天最难受,鼻子不通气,晚上睡不好,白天头昏沉。鼻炎除了系统治疗外,有些中草药小偏方对缓解鼻塞症状也有帮助。

苍耳子油滴鼻。取苍耳子 40 个,放在炒锅中炒干碾碎,再取约 50 克的香油倒入炒锅中,用小火加热(一定要用小火),感觉苍耳子炸枯了就关火,将香油装入容器中保存备用。苍耳子有宣通鼻窍的作用,每晚睡觉前滴一两滴到鼻腔中,能有效缓解鼻塞。

鹅不食草塞鼻孔。中药鹅不食草也有通鼻气、利九窍的作用,将鹅不食草(干品)研成粉,然后用细纱布包成花生米大小的颗粒,塞入鼻孔中即可。但是一定要记住在小纱布包后面带根线,方便拽出,不要塞到鼻腔里拿不出来,造成不必要的伤害。

辛夷塞鼻孔。辛夷有散风寒、通鼻窍的作用,也是一味治疗鼻炎的良药。把辛夷炒后研成粉，用纱布包好塞鼻孔，对急慢性鼻炎、过敏性鼻炎、肥厚性鼻炎、鼻窦炎、副鼻窦炎均有不错的效果。

揉足三里。足三里是常用的保健大穴，有强壮体魄、延年益寿的功效。中医认为鼻炎的主要病机为肺脾气虚，而足三里是调理脾胃、提高免疫力的重要穴位，所以治疗鼻炎，可以常按足三里。

蜂蜜柠檬水熏蒸治鼻炎

不少患有鼻炎或感冒后有鼻塞症状的人都知道，用热水熏蒸一下鼻子，然后将水喝下，鼻塞症状可很快得以缓解。如果将热水换成蜂蜜柠檬水，效果更好，且有抗菌、防感染的功效，能促使鼻炎尽快康复。

蜂蜜中的活性成分具有扩张血管、杀菌的功效，而柠檬中的多种维生素及挥发油则能起到辅助作用，使症状缓解更快速。患者可以先倒 1 杯开水（500 毫升），随后加入 2 勺（约 10 克）蜂蜜及 2 片柠檬，搅拌后，鼻子在距离杯口约 1 个拳头处，吸闻热蒸气，待热饮不烫口时饮下，每天早、中、晚各 1 次。如果感觉鼻腔干燥，也可以用棉棒蘸一点香油或橄榄油涂抹。杯子最好是广口杯，熏蒸时距离不要太近，以免烫伤。

槐花蜜可治鼻炎

每天早晚洗脸时，用小手指蘸流动的自来水在鼻孔内清洗，清除鼻腔内的结痂和分泌物，充分暴露鼻黏膜后，用棉签或手指蘸市售的槐花蜜均匀地涂在鼻腔患处。

3 则偏方治口腔溃疡

冬季，由于寒冷的刺激，胃肠蠕动的正常规律被扰乱，人体新陈代谢增强，耗热量增多，胃液及各种消化液分泌增多，食欲改善，食量增加，必然会加重胃肠功能负担。气温下降可以引起胃肠黏膜血管收缩，破坏胃肠黏膜的防御屏障，对溃疡的修复不利，还可能导致新溃疡的出现。另外，冬季大多数人喜欢热食，能增加对胃黏膜的刺激，可促使溃疡面扩大加深，使病情加重。

金橘根方：金橘根 30 克，猪肚 150 克。将盆栽金橘根洗净，猪肚洗净，切成条块，加清水以文火炖煮至汤少汁浓，调入食盐等调料，饮汤吃猪肚。每日 1 次。

花椒方：花椒、姜、葱白、猪油、料酒、味精各适量。先将猪肚洗净切片，放入锅内煮沸，撇去浮沫，再下入花椒及上述各调料，煨至肉烂汤浓，即可服食。每日 1 次。

猴头菇方：猴头菇干品 30 克。将猴头菇用水浸软后，洗净，入锅加水 500 克，先用武火烧沸再转为文火煎煮 10 分钟，即成。食用，饮汤，每日 2 次。

治口腔溃疡应分清虚火实火

口腔溃疡在中医里分为“口疮”（发生于唇内侧、颊黏膜、前庭沟、软腭等）和“舌疮”（发生于舌头、舌腹等）。有些人只是偶然长一两个口腔溃疡，最多 1 个星期就能愈合了。但是有些人的口腔溃疡反反复复，长期不愈。

在中医看来，发生口腔溃疡的原因与“火”有关，但是这个“火”有虚实之分。实“火”包括两种：一是饮食失节，嗜食辛辣煎炸食物，或饮酒，导致脾胃积热；二是思虑过度或情志不畅，气郁化火，导致心火上炎。

虚证包括 3 种：一是劳倦、久病导致脾胃虚弱、虚火内生；二是肾阴亏虚、阴虚火旺；三是肾阳亏虚、虚火浮越。后两者都与久病体弱、劳伤过甚等有关。

属于“实火”的，喝点凉茶之类就能好，甚至不用药，清淡饮食几天就好了。不少患者因为口腔溃疡常常喝凉茶，弄得经常口淡、腹胀、大便不成形了，但是口腔溃疡还是反复发作。这其实就是错把“虚火”当作“实火”来治，无异于“雪上加霜”。

如果是“实火”，可选凉茶、清热消炎宁、众生丸等，同时注意清淡饮食，保持大便通畅。如果是“虚火”，则需要找中医医生辨证论治，开具中药处方。脾胃虚弱者需要补中益气汤或理中汤加减，如果夹有湿热的，还需要同时清化湿热，常用半夏泻心汤；肾阴虚者可以用知柏地黄汤，阴虚夹有湿热者可用甘露饮；肾阳虚者可以用封髓丹、四逆汤等。

外治法则相对容易掌握，不管虚实寒热，都可以用淡盐水含漱，早晚 1 次，各 15 分钟；同时可以在溃疡表面涂上珍珠粉，或喉风散、西瓜霜喷雾剂等。虚证的口腔溃疡还有一个妙招，就是用中药吴茱萸适量，捣烂，用醋调成糊状，热敷足心（涌泉穴），这对潜降虚火疗效甚佳。

口腔溃疡喝番茄菠菜汁

春季多风干燥，很容易上火，口腔里也会跟着出现溃疡、发炎等问题。番茄菠菜汁对此有很好的疗效。

做法：500 克番茄洗净，用热水烫后，去皮；600 克菠菜洗净，切碎。番茄、菠菜分别用榨汁机榨汁，各取汁 150 毫升；混合煮熟，即可服用。

菠菜中丰富的核黄素是有效预防口角溃疡、唇炎、舌炎、皮炎的重要营养素。番茄有清热解毒、生津止渴等作用。临床上多用此方治疗口干舌燥、食欲缺乏、胃热口苦、牙龈出血、口疮、口苦等。

桂花粉治口疮

取桂花适量，晾干研为细末，再取少量桂花粉，吹入口腔溃疡处，一般用药 1 ~ 2 次可痊愈，重者 3 ~ 4 次。

桂花性味辛温，有散寒破结、化痰止咳的功效。另外，桂树的树皮肉桂有引火归元的功效，能把上焦的浮火引入下焦，故桂花也具备一定的引火归元作用，且桂花气味芳香也易被接受。

但口腔溃疡的病机也分寒、热、湿等不同类型，不可能以一个方子包治。如脾胃湿热型的口腔溃疡，伴有胃部、腹部闷胀，厌食或面目肌肤发黄、皮肤瘙痒等，治疗宜用黄连、半夏等苦味和辛味的药物来调理脾胃。如果是肝胆湿热型的溃疡，多伴有胁肋胀疼、口苦、没胃口、腹胀、舌红苔黄腻等，可用龙胆泻肝丸以泻肝清热。对于口腔溃疡一定要辨证为下寒导致的虚火用本方才有效。如果是湿热实火，用桂花会导致火上浇油，加重口腔溃疡。

防治口臭食3款粥

天气炎热容易产生口臭。引起口臭的原因很多，如胃火炽盛、胃有积热、消化不良等。胃弱者消化能力不济，所吃食物不能顺利消化排泄，自然便会生腐产气，故防治口臭当从清理脾胃入手，应清热化湿，平抑胃火。现介绍几款治疗口臭的食疗方，供参考。

藿香粥。藿香20克，粳米100克。将藿香洗净，放进小砂锅中，加水适量煎煮出汁，滤去药渣，将药汁倒入即将煮熟的粥中即可，分 2 次食用。此粥能化湿醒脾，治湿浊中阻、脾湿胃浊，除口臭。

薄荷粥。薄荷 15 克，粳米 100 克。将薄荷洗净，放进小砂锅中，加水适量煮沸 10 分钟，滤去药渣，将药汁倒入即将煮熟的粥中即可，分 2 次食用。此粥具有清热凉散、芳香开窍、疏肝解郁、解浊辟秽、治口臭的功效。

麦冬粥。麦冬 15 克，粳米 100 克。将麦冬洗净，放入小砂锅中，加水适量煎煮 20 分钟，滤去药渣，将药汁倒入已煮至近熟的粥中即可，分 2 次食用。此粥能养胃生津，治胃热火盛、消化不良所引起的口臭。

常吃南瓜子防牙龈萎缩

南瓜子仁富含两种营养物质：一是含有大量的磷，每 100 克南瓜子仁含磷 1159 毫克；二是富含胡萝卜素和维生素 E。这两种物质能够直接滋养牙龈，预防牙龈萎缩。食用时最好将南瓜子研磨成粉末食用，每日吃一小勺约 30 克，效果更佳。

六神丸治牙痛

凡由龋齿合并感染、牙周炎、牙龈炎、牙髓炎等引起的牙痛，均可用六神丸。每次含服 4 粒，3 小时 1 次。同时用 10 粒六神丸研末，以醋调成糊状，涂于患处。

大蒜治牙痛

取大蒜适量捣烂，温热后敷在痛点上可以缓解牙髓炎、牙周炎引起的牙痛等症状。

白胡椒治牙痛

取白胡椒 10 克研成末，加白酒调成糊状，分 4 次放入牙洞内，可有效缓解牙痛。

花椒醋水治牙痛

取陈醋 120 克、花椒 30 克，共熬 10 分钟，待凉后含在口中 3 ～ 5 分钟吐出（切勿吞下），可治牙痛。

蜂房治牙痛

取蜂房适量，加纯酒精适量，点火燃烧，待蜂房烧成黑灰时，用手指蘸灰涂于患牙，一般4～5分钟可止痛。

味精治牙痛

把味精按1∶50的浓度用温开水化开后，口含味精溶液一会儿就吐掉。这样连续几次，坚持两天后牙痛就会好转。

白酒治牙痛

取普通白酒100克放入茶缸里，再加入食盐10克；搅拌，等盐溶化之后放在炉子上烧开。含上一口在疼痛的地方，注意不要咽下去，牙痛就能有效缓解。

中药敷涌泉治牙龈炎

生附子30克，研成细末，每次使用时取药末适量，用水调成糊膏状，敷于双侧涌泉穴，纱布覆盖，胶布固定，每天换药1次。本方尤适用于肾阴亏损型牙龈炎患者。

鲜薄荷治牙龈炎

一般中医治疗牙龈炎多以疏风清热、清胃泻火、滋肾阴清胃热为法。薄荷为唇形科植物薄荷的地上部分，性凉味辛，有宣散风热、清头目、透疹之功。薄荷不仅能缓解牙龈发炎、肿胀等不适，还能减少口腔内细菌滋生，可清利咽喉，透疹解毒，疏肝解郁和止痒等。现代研究表明，其主要有效成分为薄荷素油、薄荷脑等，可使皮肤或黏膜产生清凉感，以减轻不适及疼痛。揉碎使用是为了使植物细胞破裂，便于有效成分释放，充分发挥疗效。

推荐验方：取干净鲜薄荷适量，洗手后揉搓成泥，敷压于牙龈红肿处，如果腮有肿胀，也涂敷于腮颊处。每20～30分钟换药1次，每日数次。如果没有鲜薄荷，也可用干薄荷与少量酒混合，揉碎敷压患处，只是疗效稍差。

另外，取鲜车前草30克、鲜薄荷15克、绿皮鸭蛋1个，先将前两味药煎煮后滤去药渣，鸭蛋去壳入药液煮熟，加少许盐后吃蛋饮汤，每天1次，对牙龈红肿热痛也有较好效果。

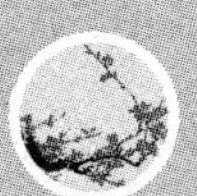

第十章 妇幼

豆浆对预防乳腺癌有帮助

提到防癌，大家最关心的是吃什么或者不吃什么。比如预防乳腺癌，喝豆浆到底有没有用?

影响乳腺癌的主要是人体雌激素。豆浆含的是植物雌激素，它可以替代人体雌激素，双向调节女性体内的雌激素水平。当人体内雌激素不足时，它可以与雌激素受体结合起到补充雌激素的作用；而当体内雌激素水平过高时，它能起到抑制作用，降低人体的雌激素水平。从这个角度看，适量喝豆浆或吃豆类食品对预防乳腺癌是有帮助的。

4 种营养剂防乳腺癌

预防乳腺癌，除了多吃果蔬等健康食品、积极锻炼和避开污染之外，控制炎症也很关键。研究人员总结了 4 种“最强抗乳癌补剂”:

姜黄素。姜黄素具有很强的抗炎性，可阻止癌细胞形成，杀死现有癌细胞，并防止其转移。常见调味品姜黄根粉的姜黄素含量为 5%，而姜黄素补剂中含量更高，抗癌效果更好。

石榴籽油。一项细胞研究发现，石榴籽油中的石榴酸具有显著抗癌作用，对乳腺癌细胞扩散（增生）的抑制效果非常好。

葡萄籽提取物。葡萄籽富含低聚原花青素，该物质具有强抗氧化活性和抗癌功效。多项细胞研究发现，它富含芳香酶抑制剂，可阻止酶将雄激素转化为雌激素，而雌激素过量会增加乳腺癌风险。另外，它还有助于抑制三阴性乳腺癌细胞的扩散及转移。

维生素D。研究表明，超过75%的乳腺癌幸存者缺乏维生素D，而高水平的维生素D可进入乳腺癌细胞，促使癌细胞凋亡，使乳腺癌风险降低50%。因此，除了每天晒太阳15～30分钟之外，可在医生指导下适当补充维生素D。

乳胀点按膻中穴

乳腺炎是女性常见病，发作时可见乳房胀痛。为此介绍两种按摩法，对防治乳腺炎效果极佳。

方一：患者正坐，用右手的掌根按顺时针的方向，在左侧乳房上以乳头为中心进行画圈按摩5分钟，待乳房有胀热感时停止，然后以同样的手法，用左手按逆时针方向按摩右侧乳房。

方二：在胸正中，两乳头连线的中点，找到膻中穴。用右手拇指微微用力点按该穴位，感到穴位有酸胀感为宜，用力抓起患病乳房全部，用揉捏的手法，一抓一松，反复10～15次，然后用左手拇指和食指，捏、揪乳头数次，以扩张乳头的乳管。需要提醒的是，为了减少按摩乳房的摩擦力，在进行乳房按摩之前，可以先在乳房上涂上按摩油或润滑油，按摩后清洗干净，每次点按5分钟。

乳腺增生的食疗方

海带鳖甲猪肉汤。海带65克，鳖甲65克，猪瘦肉65克，共煮汤，汤成后加入适量盐、麻油调味即可。每日分2次温服，并吃海带。

肉苁蓉归芍蜜饮。将肉苁蓉15克、当归10克、赤芍10克、柴胡5克、金橘叶10克、半夏10克分别拣去杂质，洗净，晾干或切碎，一同放入砂锅中，加适量水，浸泡片刻，煎煮30分钟，用洁净纱布过滤，取汁放入容器，待其温热时，加入蜂蜜30毫升，拌和均匀即成。上、下午分服。

香附路路通蜜饮。将香附20克、路路通30克、郁金10克、金橘叶15克洗净，入锅，加适量水，煎煮30分钟，去渣取汁，待药汁转温后调入蜂蜜30毫升，搅匀即成。上、下午分服。

枸橘李粉方。将枸橘李100克晒干或烘干，研成细粉，装瓶备用。每日2次，每次取枸橘李干粉5克，用适量黄酒加温开水送服。

橘饼饮。将金橘饼50克洗净，沥水后切碎，放入砂锅，加适量水，用中火煎煮15分钟即成。早、晚分服，饮用煎汁的同时，嚼食金橘饼。

金橘叶茶。将金橘叶30克洗净，晾干后切碎，放入砂锅，加水浸泡片刻，煎煮15分钟，用洁净纱布过滤，取汁放入容器中即成。可代茶饮，或当饮料，早、晚分服。

刀豆木瓜肉片汤。先将猪肉50克洗净，切成薄片后放入碗中，加精盐、湿淀粉适量，抓揉均匀，备用。将刀豆50克、木瓜100克洗净，木瓜切成片，与刀豆一同放入砂锅中；加适量水，煎煮30分钟，用洁净纱布过滤，取汁后同入砂锅，视滤液量可加适量清水；大火煮沸，加入肉片，拌匀，倒入黄酒适量，再煮至沸，加葱花、姜末适量，并加少许精盐，拌匀即成。可当汤佐餐，随意食用，当日吃完。

玫瑰蚕豆花茶。将玫瑰花 6 克、蚕豆花 10 克分别洗净，沥干，一同放入茶杯中，加开水冲泡，盖上茶杯盖，焖 10 分钟即成。可代茶饮，或当饮料，早、晚分服。

萝卜拌海蜇皮。将白萝卜 200 克洗净，切成细丝，用精盐 2 克拌透。将海蜇皮 100 克切成丝，先用凉水冲洗，再用冷水漂清，挤干，与萝卜丝一起放入碗内拌匀。炒锅上火，下植物油 50 毫升烧热，放入葱花 3 克炸香，趁热倒入碗内，加白糖 5 克、麻油 10 毫升拌匀即成。佐餐食用。

山楂橘饼茶。将生山楂 10 克、橘饼 7 枚沸水泡之，待茶沸热时，再加入蜂蜜 1 ~ 2 匙，当茶频食之。

宫寒的 3 个驱寒方

当归生姜羊肉汤。宫寒的人，在饮食上可以多吃补气暖身的食物，例如核桃、大枣、牛羊肉、生姜、肉桂等食物，并注意保暖。适合于女性温补的经典药膳首推当归生姜羊肉汤。主料：当归20克，生姜30克，羊肉500克。

常按大椎穴。督脉上有一个暖身的穴位——大椎穴，人体的6条阳经都在这个穴位上交会，它是“阳中之阳”的暖身大穴。常按大椎穴能生发阳气，驱寒生热。找大椎穴也容易：低头，颈部下端最突出的椎骨下面的凹陷处就是大椎穴。每日早、晚各用手掌搓大椎穴5 ~ 10分钟，使得穴位处觉得酸胀发热即可。平时可以沿着脊柱揪后背，刺激督脉，就能生发阳气，驱寒生热。

砭石热疗。砭石有安神、调理气血、疏通经络的作用。将3块巴掌大小的扁形砭石，放入60 ~ 70℃的热水里，几分钟后取出擦干，将其中一块平放于小腹正中偏下一点的位置（中极穴），另两块放在中极穴的两侧（子宫穴），5 ~ 10分钟后取下砭石，再加热后放在穴位处，重复3次。

治宫颈癌试试五花茶

制作原料：金银花、葛花、鸡蛋花、槐米花、木棉花各15克，土茯苓、生薏仁各30克，甘草、冰糖各6克。

第一步：往煎锅中加入6碗水，把准备好的药材浸于水中，时长 10 分钟左右；

第二步：将装有水及药材的煎锅置于火上，大火煮至滚沸，而后取小火煎煮，时长约 40 分钟，熄火；

第三步：用纱布或过滤网去药渣；

第四步：按个人口味加入适量冰糖。

服用方法：当茶饮用。

疗效：清热利湿，可抗癌。

适用人群：有湿热内阻现象的宫颈癌患者。

注意事项：体质虚寒患者慎服。

4 款药膳治痛经

调经草汤。乌鸡、调经草各 60 克，葱、八角、茴香各 5 克，植物油、精盐、白糖、料酒各适量。将乌鸡、调经草洗净，乌鸡切 2 厘米见方块；将调经草及八角、茴香装入纱布袋；炒锅内加植物油 10 毫升，油热后投入猪肉块，翻炒至水气散出时，加清水 1000 毫升，放入葱、精盐、白糖、料酒及纱布袋，汤开后改用文火再煮 90 分钟即可。佐餐食。此汤补气行气，调经止痛，适用于气滞血瘀型痛经症。

当归熟地红枣汤。当归、熟地各 10 克，红枣 30 克。

将上述药物放入砂锅内加水煎煮，取汁。不拘时，代茶饮用，每日 1 剂。此茶能养血补血，适用于阴血亏虚所致的身体虚弱、面色萎黄、妇女月经不调等症。

糯米阿胶粥。阿胶 30 克，糯米 100 克，红糖适量。先将糯米煮粥，待粥将熟时，放入捣碎的阿胶，边煮边搅匀，煮沸后加入红糖即可。每日分 2 次服，3 日为 1 个疗程。此粥养血止血，滋阴补虚，安胎，益肺，适用于血虚、便血及妇女月经过多、崩漏、孕妇胎动不安、胎漏等症。注意：连续服用可有胸满气闷之感觉，故宜间断服用；脾胃虚弱者不宜多用。

鲜益母草粥。益母草 60 克（干品 30 克），粳米 50 克，红糖适量。先将益母草煎汁去渣，然后与粳米、红糖共煮成稀粥。经前 3 ～ 5 日开始服用，温热服，每日 1 ～ 2 次。此粥活血化瘀，理气通经，适用于气血瘀滞型痛经、月经不调、产后恶露不止等症。

白扁豆善治妇科病

扁豆属于豆科扁豆属植物，广泛分布于全国各地。扁豆分为白色和红色两种，其中，白扁豆和扁豆花均可入药。秋冬两季采收白扁豆的成熟果实，晒干后取出种子，生用或者炒后入药。

中医认为，白扁豆味甘，性微温，归脾、胃经，具有健脾化湿、和中消暑的作用，临床上经常用来治疗食欲不振、大便溏泻、暑湿吐泻、胸闷腹胀等脾胃虚弱症。炒后的白扁豆多用于治疗脾虚泄泻、白带过多。临床上，用炒白扁豆可以治疗妇女带下病（即白带异常），取其健脾化湿的作用，效果很好。李时珍认为："硬壳白扁豆，其子充实，白而微黄，其气腥香，其性温平，得乎中和，脾之谷地。入太阳气分，通利三焦，能化清降浊，故专治中宫病。"白带过多的女性不妨常用白扁豆熬粥服用。

女性慢性疲劳可试试两种茶饮

慢性疲劳综合征近年有逐渐增多的趋势。在慢性疲劳综合征患者中，一般以气虚或气虚痰阻为主要的证型。这种类型的患者多表现为乏力神疲、气短懒言、不愿活动、整日思睡、纳谷不香、腹胀便溏等症状，宜用补气或补气祛痰的方法治疗。

以郁证为主者，患者往往表现为精神不振、情绪不稳、胸闷气堵、总想叹息等症状，治宜疏肝、理气、解郁，可选用枸杞玫瑰茶、金橘枸杞玫瑰茶代茶饮用。

枸杞玫瑰茶。枸杞 10 ~ 15 克，玫瑰花 6 ~ 9 克，滚水冲泡代茶饮。

金橘枸杞玫瑰茶。蜜制金橘饼 1 枚，加入上述枸杞玫瑰同泡代茶饮。

此外，慢性疲劳综合征患者一定要多做运动，特别是快走、慢跑、骑车、游泳等有氧运动，以期改善机体的代谢状况，激发机体的活力。

更年期女性养血法

中医认为，更年期综合征是绝经前后肾气渐衰，冲任二脉趋弱，天癸渐枯竭，因而导致阴阳失衡、脏腑气血不协调。总的来说，与“肾”及“血”有密切关系，所以可从调节肾之阴阳及脏腑气血入手。可选择以下养血法：

睡养。保证有充足的睡眠及充沛的精力和体力，并做到起居有时、劳逸结合。要学会科学生活，养成现代、科学、健康的生活方式，不熬夜，不偏食等。

动养。要经常参加体育锻炼，特别是生育过的女性，更要经常参加一些力所能及的体育锻炼和户外活动，每天至少半小时，如健美操、跑步、散步、打球、游泳、跳舞等，可增强体力和造血功能。

食养。女性日常应适当多吃些富含“造血原料”的优质蛋白质、必需的微量元素（铁、铜等）、叶酸和维生素 B_{12} 等营养物质，如动物肝脏、肾脏、鱼、虾、蛋类、豆制品、黑木耳、黑芝麻、红枣、花生以及新鲜的蔬菜、水果等。

药养。贫血者应进补养血药膳。可用党参 15 克、红枣 15 枚，煎汤代茶饮；也可用麦芽糖 60 克、红枣 20 枚，加水适量煮熟食用；还可用首乌 20 克、枸杞 20 克、粳米 60 克、红枣 15 枚、红糖适量煮成仙人粥食用，有补血养血的功效；贫血严重者可加服硫酸亚铁片等。

妇科圣药选当归

当归是传统中药里最常用的一种，有“十方九归”和“药王”之美称，特别是在治疗妇科疾病方面更是功效卓著，素有“妇科圣药”之称。

40 ~ 50 岁中年女性：当归活血、养血又养颜。人到中年，闭经、黄褐斑、蝴蝶斑等也会悄然而至，这也是血瘀的结果。当归通过活血作用不仅可以治疗妇科的瘀血病，还可以促使血液循环保持通畅，让人看起来气色好，面如桃花。

最简单的方法就是用当归粉泡水喝，用量因人而异，可以先从小剂量开始，将 2 ~ 3 克的当归粉放在杯子里，热水冲泡使其融化即可，若无不适，可逐渐加大剂量。长期服用，能起到一定的保健作用。

60 ~ 80 岁老年女性：当归补血养气最保健。这个年纪的人一般都气血虚弱，而在补血方面，当归尤其适合。血虚的表现很多，如面色苍白或者萎黄、头晕眼花、容易疲倦等。历史上有名的补血方剂——当归补血汤，就是由黄芪和当归组成(5∶1)。方中黄芪大补脾肺之气，以资气血之源；当归补血和营，以充实造血物质，如此阳生阴长，气旺血生。

小儿常见病试试中药贴敷

泄泻：丁香、葛根各 15 克，肉桂、吴茱萸、砂仁、干姜各 10 克，胡椒、车前子各 12 克，黄连 6 克，研细末后装瓶备用。用时取适量用姜汁醋调糊，填脐部，用医用贴固定，每天换药1次，3天为1个疗程。

便秘：生大黄15克，黄连10克，吴茱萸2克，芒硝3克，将上药研细末备用。每次取3～5克，用凉开水调成糊状，填脐部，外用胶布固定，每天1次，3天为1个疗程。

食积：莱菔子、连翘、延胡索各12克，木香、焦山楂各15克，丁香9克，枳实30克，鸡矢藤18克，研末备用。每次取3克，用醋调糊，填脐部，用医用贴固定，每天换药1次，5天为1个疗程。

盗汗：朱砂3克，龙牡15克，五倍子12克，黄檗10克，研末装瓶备用。每次取3克，用姜汁、醋及黄酒适量调糊，填脐部，外用胶布固定，每天换药1次，7天为1个疗程。

小儿感冒喝金银花钩藤汤

金银花6克，钩藤6克，薄荷6克，连翘6克，蝉蜕3克，炒莱菔子5克，甘草2克，加水120毫升，煎至60毫升，分3次服，每日1剂；亦可将上述药物研细末，每次服3～6克，用白开水冲服。

这个方子非常适用于小儿风寒感冒，有疏风解表、清热消食的作用，并且成分都非常安全。但上述剂量为1岁以下小儿剂量，不足1月减半，2岁以上小儿剂量加倍。

不同类型的感冒，治疗方法也不一样。建议患儿先请医生辨明感冒类型再行用药。有发热的要多喝热水，汤药应热服；小儿发热时，别裹太多衣物，以免散热不畅引发高热抽搐。

治婴儿湿疹的偏方

夏枯草药浴。夏枯草150～200克，放入2500毫升水煮沸10～15分钟。去渣，倒入盆中，水温冷却至38～41℃。操作者先一手托住患儿头颈、身体，一手用消毒小方巾蘸药液轻轻擦洗头面部数次。然后将患儿全身仰卧浸于药液中，手托着颈部露出水面，再用方巾蘸药液淋于患儿未浸着部位10～15分钟。药浴完毕，置患儿于干净柔软的浴巾中擦干。每日1次，连续3天。

金银花煎服。金银花8克，连翘、菊花、桑叶、黄芩、黄檗、蝉蜕各6克，蒲公英、白藓皮、地肤子、当归、生地各5克，甘草2克，水煎服。每日1剂，10日为1个疗程。

红枣扁豆粥。红枣10颗，扁豆30克，红糖适量。将前两味加水煮熟，加入红糖服食。

玉米须心汤。玉米须15克，玉米心30克，冰糖适量。先煎玉米须、玉米心，去渣取汁，加冰糖调味饮用，每日1次，可连服5～7天。

绿豆海带汤。绿豆30克，海带10克，鱼腥草10克，白糖适量。先洗净海带、鱼腥草，将鱼腥草加适量的水煎20分钟，去渣取汁，然后加入绿豆、海带煮熟，加入白糖调味饮用，每天1剂，连服5～7剂。

应对孩子咳嗽的4个妙法

体位法。宝宝白天咳嗽，父母可以把他抱起来轻轻拍打背部。夜间咳嗽容易加剧，是因为鼻子和鼻窦的分泌物会在孩子躺平的时候流到喉咙，引起喉咙瘙痒。这时，在宝宝头下垫枕头将头部抬高，可减少鼻分泌物向后引流。

热饮法。喝温热水或牛奶可使黏痰变稀薄，缓解呼吸道黏膜的紧张状态，促进痰液咳出。

热敷法。在热水袋中灌满40℃左右的热水，外面用薄毛巾包好，敷于宝宝背部靠近肺的位置，可以加速驱寒，对缓解感冒早期出现的咳嗽很有效。

蒸汽法。咳嗽严重时，大点的孩子可直接吸入热蒸汽，小宝宝则由家长抱着在充满蒸汽的浴室里坐 5 分钟，因为潮湿的空气有助于帮助宝宝清除肺部的黏液、平息咳嗽。

防治手足口病的食疗方

方一：红萝卜 1 根，白茅根 15 克，竹蔗 1 节，生薏仁 15 克，每日 1 剂，煎水代茶。红萝卜健脾和胃，清热解毒；白茅根凉血止血，清热利尿；竹蔗清热泻火，解烦；薏仁健脾利湿。此方剂具有补肺健脾、清热化湿的功效。

方二：灯芯草 5 扎，蝉蜕 3 克，木棉花 1 朵，鸡骨草 10 克，瘦猪肉 50 克，煲汤饮用。灯芯草利尿通淋，清心降火；蝉蜕疏散风热，透疹止痛；木棉花清热去湿，解暑利尿；鸡骨草清热解毒。此方具有疏风清热、化湿解毒的功效。

方三：生米仁 10 克，扁豆 10 克，绿豆 10 克，共煮粥食用。生米仁清利湿热；扁豆健脾和中，消暑化湿；绿豆清热解毒。此粥具有健脾、祛湿、清热的功效。

黑豆蒸乌龟肉治小儿遗尿

乌龟肉 250 克，黑豆 100 克，猪尿泡 1 个，盐少许，蒸熟吃，连吃 3 ~ 5 次。适用于小儿遗尿兼见腰疼者。

白果腐皮粥治小儿遗尿

白果（去壳及芯）10 克，腐皮 50 克，白米适量。因白果仁的毒素经煮沸较长时间就可挥发破坏，煮时最好用盖子上有孔透气的炊具（或将盖移开一条缝隙，勿盖紧），毒素则更易挥发散失。将白果、腐皮、白米同煮成稠粥食用。适用于脾肺气虚所致的小儿遗尿。

米仁赤豆汤治小儿湿疹

米仁、赤豆各 30 克，将米仁、赤豆加适量水煮烂，加适量糖，每日服 2 次，连服 1 个月。此方清热，利水，除湿，用于治疗小儿湿疹。

芦根鱼腥草治小儿湿疹

鲜芦根 100 克，鱼腥草 15 克。将鲜芦根洗净切段，与鱼腥草同煮取汁 250 毫升，加糖适量，分 2 次服完。也可将煮汁直接蘸洗患处。此方清热解毒，排脓，抗湿疹感染。

豆腐菊花羹治小儿湿疹

豆腐 100 克，野菊花 10 克，蒲公英 15 克。将野菊花、蒲公英煎煮取汁约 200 毫升，加入豆腐、调味品同煮沸，用适量水淀粉勾芡、搅匀即成。此方清热解毒，用于治疗小儿湿疹。

马齿苋拌香干治小儿湿疹

马齿苋（鲜品）250 克，豆腐干 3 块。制法：马齿苋洗净，用沸水泡 5 分钟，挤干，用刀切成细末；豆腐干切成小粒和马齿苋拌匀加适量麻油、调味品即成。功用：清热解毒，凉血止血，用于急性湿疹。

果茶山药治小儿厌食

山药 250 克，生山楂 50 克或果茶酱 50 克。做法是将山药去皮去须，洗净，切斜块，依高矮错落摆放盘中，放入锅中蒸熟；将生山楂熬成山楂酱，去渣留汁，或直接用果茶酱，淋洒在蒸熟的山药上，即可食用。

5 种食疗治小儿便秘

黑芝麻糊。取黑芝麻 75 克，蒸熟后捣如泥，加入蜂蜜 90 毫升调匀，用热开水冲化即成。每日 2 次分服。

凤髓汤。松子仁 30 克，核桃仁 60 克，柏子仁 30 克。将松子仁、柏子仁、核桃仁捣烂研膏，用熟蜜拌之。每日 1 次，每次 6 克，用温开水送服，以 15 ～ 20 天为 1 个疗程。生津润燥，主治因津伤液燥而引起的大便秘结。

肠耳海参汤。猪大肠 300 克，黑木耳 20 克，海参 30 克，调味品各适量。将猪大肠翻出内壁用细盐搓擦去污秽之物，洗净切段；海参用水发好切条状；木耳温水发好洗净；共放入锅中加水及调味品，用文火炖煮30分钟，大肠熟后饮汤食肠。佐餐食之，滋阴清热，润肠通便，适用于阴虚肠燥之便秘的治疗。

二仁通幽汤。桃仁9粒，郁李仁6克，当归尾5克，小茴香1克，藏红花15克。将以上5味合煮于砂锅，30分钟后去渣即可。代茶频饮，润肠通便，化瘀消胀，主治因血脉瘀阻导致的腹部胀满、大便不通之症。

四仁通便饮。甜杏仁、松子仁、大麻子仁、柏子仁各10克，捣烂，加开水500克冲泡，加盖片刻。当茶饮用，可以润肠通便。

胡萝卜汤治小儿腹泻

将胡萝卜切成小块，加水煮烂，再用纱布过滤去渣，然后加糖煮沸。治疗原理：胡萝卜是碱性食物，所含果胶能使大便成形，吸附肠道致病细菌和毒素。